L'HOMME DE CHARBON.

— MARSEILLE. — Imprimerie de Marius OLIVE, rue Paradis, 47. —

L'HOMME
DE CHARBON.

INSTRUCTIONS,

PRÉCEPTES ET THÉORIES NOUVELLES

DONNÉES

à un Élève en Médecine,

— PAR —

M. LE DOCTEUR JEAN-LOUIS SOLERI,

Médecin en la ville de Gênes.

— o —

PREMIÈRE TRADUCTION DE L'ORIGINAL ITALIEN INÉDIT,

*par le docteur S***.*

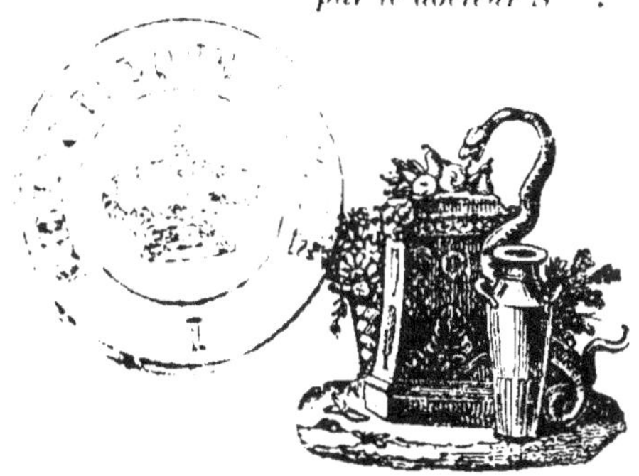

PARIS,
Chez Baillière, Libraire,
rue de l'Ecole de Médecine, 1 1 bis.

MONTPELLIER,
Chez Sevalle, Libraire,
rue du Cardinal.

—

1836.

L'HOMME

DE CHARBON.

Parmi les nombreuses extravagances dans lesquelles la vivacité de votre génie a été entraînée par l'envie de vous instruire dans les sciences médicales, votre dernière lettre me fait entrevoir que cette cause a contribué à plonger votre esprit dans une espèce d'embarras, parce que vous désirez avoir de ma part des instructions qui soient capables de vous faire connaître quelle doit être la manière de diriger vos opérations dans l'exercice de l'art salutaire que vous allez entreprendre. Vous désirez surtout de savoir auquel des deux partis il vous conviendrait mieux vous attenir, à celui de vous procurer un traité de médecine pratique le plus accrédité et de le suivre dans tous les cas que vous rencontrerez, ou à celui d'enfanter dans votre imagination un plan particulier de pratique appuyé sur les connaissances que vous avez acquises pendant vos études, et de vous y conformer dans le traitement des maladies qui s'offriront à vos yeux et qui deviendront l'objet de vos méditations.

Comme dans toutes les circonstances j'ai toujours eu de l'affection pour vous, attendu que, comme vous savez, je n'ai jamais cessé de vous témoigner le grand intérêt que je prends pour tout ce qui vous regarde; cette fois-ci, non seulement je veux satisfaire votre demande, mais avec plaisir je m'unirai à vous pour vous faire connaître le système particulier de médecine que vous devez adopter dorénavant, et le plan que vous devez suivre pour vous mettre à l'abri de toutes sortes d'erreurs.

En considérant d'abord que le succès qu'on peut espérer de la pratique de la médecine doit nécessairement résulter des connaissances qu'on suppose avoir reçues par l'étude approfondie des trois parties dans lesquelles on divise ordinairement l'ensemble de sa doctrine, c'est-à-dire qu'il doit être le fruit de la méthode que l'on a suivie pour expliquer tous les faits qui sont propres à la physiologie, à la pathologie et à la thérapeutique ; en considérant qu'aujourd'hui ces connaissances ne seraient pas tout-à-fait conformes à votre manière de voir sur l'humaine physique , je commence par vous prévenir que si vous avez envie d'apprendre dans mes leçons quel est le véritable moyen de réussir dans l'art difficile de guérir et quelle est la véritable manière de parvenir à connaître, non seulement l'organisation de l'homme en état de santé, mais encore le principe qui donne du mouvement à sa vie et les dérangements qui le conduisent à sa fin, il est très essentiel de réformer en vous, d'une étrange manière, la doctrine que vous avez acquise en suivant vos maîtres à l'égard des parties de la médecine dont nous avons parlé , et d'exécuter cette réforme moyennant un raisonnement , un système qui au premier abord a l'apparence d'être extraordinaire. Si vous le méditez un peu cependant, vous trouverez que ce même système est le seul moyen que vous puissiez trouver pour parvenir dans tous les temps à surmonter les grandes difficultés que présente l'art de guérir, et à expliquer la quantité de phénomènes qu'on observe dans l'économie animale, desquels, jusqu'à ce moment, on n'a pu vous donner raison, et à l'égard desquels, pour ne pas recourir à de fausses hypothèses, on a été obligé, ou de s'en tenir simplement aux faits qu'ils présentent, ou d'enfanter des théories hasardeuses.

Je vous préviens en outre que, si vous souhaitez réellement suivre mes instructions à cet égard, vous ne trouverez point dans les écrits que je vous ferai parvenir un étalage d'érudition ; vous n'y trouverez pas non plus un assemblage de preuves et d'arguments, disposés de manière à vous prouver la vérité des théories que j'expose ; mais je tâcherai de vous conduire au but où je me propose de vous faire parvenir, en vous présentant un tableau ou une espèce de miroir magique dans lequel vous puissiez voir d'un seul coup d'œil toutes les opérations que le principe de vie exécute dans l'homme, et dans lequel vous puissiez connaître les dérangements auxquels l'économie animale se trouve assujettie, parce que je crois que cette démarche est la seule nécessaire à suivre pour effectuer en vous cette réforme dans les connaissances physiologiques et thérapeutiques. Vous trouverez en même temps, en lisant mes lettres, que je suis précis pour ne point fatiguer votre attention ; que je ne fais point usage de termes techniques, ni des noms recherchés de l'art, pour ne pas priver quelques-uns de vos amis, même étrangers à notre profession, de goûter le plaisir de profiter des mêmes enseignements, dans le cas que vous veuilliez leur en faire part.

Mais, avant d'entrer dans les particularités que présente notre système et avant de faire voir de quelles sources vous deviat faire dériver la véritable science médicale, je crois convenable de vous entretenir un peu sur l'examen des principes auxquels vous serez obligé de vous attenir pour fixer son étude, et sur la considération des causes qui, suivant quelques-uns, font regarder encore aujourd'hui l'art de guérir comme une des sciences rétrogrades.

Vous savez d'abord que l'objet que la médecine se propose est celui de guérir ou de soulager, vous savez de même que le sujet sur lequel elle travaille est la machine animale, et que les moyens qu'elle emploie pour arriver à son but sont les médicaments et les préceptes d'hygiène. D'après cela, s'il vous plaisait d'admettre pour principe, comme chose observée, que les hommes ont toujours eu l'habitude d'estimer et d'apprécier toutes les actions de leurs semblables d'après leurs degrés d'utilité; si vous n'avez point de difficulté à convenir qu'il n'y a chose au monde qui soit plus estimable que la santé et de convenir qu'il ne peut y avoir par conséquent chose plus utile que la guérison des maladies, vous devez avouer aussi nécessairement que l'objet de la médecine doit être le plus noble et le plus intéressant de tous ceux qui peuvent nous occuper.

Vous savez encore que le sujet que la médecine se propose dans ses opérations c'est l'homme, c'est-à-dire l'économie animale; or, si vous admettez que l'homme soit l'œuvre la plus merveilleuse que la toute-puissance de Dieu ait faite sur la terre, parce qu'on sait que le divin créateur a voulu le faire à son image, vous serez obligé de convenir encore que le sujet de la médecine doit être regardé comme le plus sublime et le plus digne de mériter notre attention.

Vous savez enfin que les moyens dont la médecine se sert pour guérir les maladies sont les produits organiques et inorganiques que présente la nature; or, si vous admettez que les produits que la nature présente aux hommes, avec toute leur admirable variation, servent à leur faire connaître l'existence de la toute-puissance de l'être suprême, vous serez obligé de convenir aussi, qu'en faisant usage des mêmes produits suivant les vues du créateur, ou qu'en les faisant servir aux usages auxquels ils furent par lui destinés, on rend de cette manière un grand hommage à l'auteur de la nature.

Mais si on observe avec étonnement que, malgré les charmes que nous avons dit présenter l'examen approfondi de la nature, et nonobstant l'habitude presque journalière dans tous les pays du monde de juger les choses d'après leur degré d'utilité, et malgré la conviction existante que l'art de guérir est la plus estimable et la plus utile de toutes les autres sciences physiques, il arrive souvent qu'on donne plus de préférence à une spéculation de commerce qu'à l'art qui promet longue vie; d'où croyez-vous que cela puisse dériver? Cela provient de ce que les succès ne correspondent pas toujours aux promesses des guérisseurs; et cela arrive parce qu'il ne manque pas des personnes, même parmi les gens instruits, qui croient réellement que les médecins n'agissent auprès des malades qu'appuyés sur de faux principes, et que leurs opérations sont faites tout-à-fait au hasard.

Quoi qu'il en soit de l'opinion que je viens d'exposer, il faut convenir en dernière analyse, avec une grande partie des personnes éclairées, que, malgré les progrès qu'ont faits les sciences physiques dans nos temps et malgré les efforts qu'ont pu faire les médecins les plus éclairés des temps passés pour avancer la science, un voile couvre encore la source des opérations de la nature dans la machine animale et dans son organisation intérieure : il y a encore quelque chose de caché.

Vous sentez bien, d'après cela, que la grande question à résoudre et que le grand projet à exécuter afin de réussir à réformer les sciences médicales, serait celui de parvenir à ôter ce voile, et celui de trouver le moyen de voir d'une manière plus claire tout ce qui se passe dans l'organisation interne des animaux. Or, sans vous détourner des considérations que nous avons faites pour ce qui regarde votre instruction, vous trouverez que ce n'est qu'au moyen du nouveau plan qne je vous propose de suivre que vous parviendrez à déchirer ce voile. Vous trouverez que ce n'est qu'en suivant ma nouvelle manière d'approfondir la nature dans ses secrets, que vous apprendrez le premier à connaître quels sont les mouvements de l'ame et les relations qu'ont entre elles les différentes parties qui composent l'animal, parce que ce ne sera que lorsque vous aurez approfondi notre doctrine que vous trouverez en dernier lieu, et que vous resterez enfin convaincu que, si vous ne pouvez pas apprendre par ce moyen à diriger vos opérations avec une évidence physique comme le fait le mécanicien, vous aurez au moins la satisfaction d'arriver à connaître quel est le bien et le mal que les substances médicamenteuses peuvent apporter aux mortels, et vous arriverez au moins à prévoir les cas dans lesquels il est permis aux malades de remédier à leurs souffrances, si vous considérez surtout qu'ils deviendraient trop orgueilleux s'il en était autrement, ou s'il était permis aux médecins de diriger leurs opérations dans le traitement des maladies sur une évidence vraiment géométrique.

Tout le monde voit, en effet, que l'enveloppe

extérieure des animaux couvre les mouvements
que fait le principe de vie dans l'intérieur de leurs
organes; mais tout le monde peut se convaincre
en même temps que, s'il n'est pas permis aux
hommes d'approcher leurs yeux de ces mouvements et s'il leur est défendu de les soumettre à
des calculs matériels, il leur a été néanmoins
permis d'y suppléer en quelque manière par la
force de l'imagination.

Vous devez vous persuader d'après cela que si
j'ai cru nécessaire et presque indispensable de
vous faire apercevoir pour le moment de la manière la plus approchante toutes les opérations qui
se font dans les êtres organisés, comme si elles
étaient faites dans un miroir ou dans un tableau
magique, c'est dans la seule vue de rendre moins
trompeur ce voile et dans l'intention de vous
aider à pénétrer autant que possible dans la physique cachée des animaux.

Voilà enfin de quelle manière vous parviendrez
à atteindre ce but. Songez de vous trouver, dès le
commencement du monde, dans le paradis terrestre, tout près de Dieu créateur; songez d'avoir été
autorisé par lui à former, dans ce même lieu, un
homme de charbon sur la trace de l'homme de
boue que le tout-puissant forma réellement; ima-
ginez ensuite que de la même manière que l'être
suprême donna la vie de ce temps-là à l'homme

qu'il avait fait avec son souffle, vous aurez été autorisé, d'après son exemple, à communiquer l'esprit au vôtre au moyen du feu; voilà quel est le tableau magique que j'ai promis de vous faire voir.

Vous ne vous étonnerez point de me voir vous apprendre à former le premier homme de charbon, si vous faites attention que jadis le créateur du monde l'a fait réellement de boue, et de me voir vous apprendre à lui donner la vie avec le feu, si jadis le même créateur l'a animé avec son souffle. Je dois cependant vous avertir qu'au moyen de cette opération, je ne prétends en aucune manière vous mettre en comparaison de la divine sagesse, ni vous rapprocher de l'intelligence divine; mais j'entends seulement vous indiquer que si Dieu a fait cela avec sa toute-puis-sance, et nous devons le croire d'après les divines écritures, vous pouvez le faire avec l'imagination, d'autant plus que, comme vous savez, cela fut déjà fait autrefois par les poètes profanes en nous faisant croire dans leurs écrits que Prométhée osa enlever au soleil le feu nécessaire pour animer sa statue.

Vous me direz peut-être : Dans quelle étrange nouveauté voulez-vous m'engager? Je ne ferai en suivant vos pensées que m'éloigner du bon chemin que j'ai suivi jusqu'à présent. Je vous

répondrai qu'on ne doit pas croire que ce que je
viens d'avancer soit une nouveauté, parce que
vous devez envisager le premier exemple que l'être
suprême a donné aux hommes sur le premier qu'il
a formé de terre comme une voie que les mortels seront obligés à suivre, et comme une voie
capable de les engager à faire de tout cela une
application exacte à l'exercice de la vie, et comme
une trace qu'il daigna leur donner pour les mettre
à portée de pouvoir expliquer de la manière la
plus précise tous les phénomènes qu'on observe
dans la machine animale.

Pour vous prouver que seulement, moyennant
cette démarche et non autrement, on peut parvenir à la connaissance des secrets exécutés par la
nature dans les êtres organisés, vous n'avez qu'à
vous donner la peine d'examiner quelle a été la
manière de penser de tous les écrivains et de tous
les hommes de génie qui ont vécu non seulement
dans les anciens temps, mais encore de ceux qui ont
traité de semblables matières dans les temps modernes; vous trouverez qu'ils ont tous adopté
ces mêmes principes, et qu'ils sont tous partis
de ces mêmes sources pour expliquer les divers
phénomènes de la vie. Vous trouverez, en effet,
qu'ils ont toujours reconnu dans la machine qui
forme l'homme un principe de vie qui le fait
agir indépendamment de la matière animale dont

elle est composée, qu'ils ont vu un principe auquel ils ont donné divers noms, établis sur leurs diverses manières de voir l'interne organisation de l'homme. C'est ainsi que ce même principe fut nommé *natura* par Hippocrate, principe générateur par Aristote, archée par Van-Helmont, ame par Stahl, force vitale par Chaussier, *impetum faciens* par Kaau-Boërrhaave.

Quant à nous, dans le cours de ces instructions, après avoir préalablement reconnu la nécessité d'établir l'existence d'un tel principe, pour ne point créer des termes nouveaux, nous le distinguerons simplement par le nom déjà connu de vitalité pour être le moteur unique de la vie. Je ne vous donnerai point d'autres explications sur sa nature, parce que vous aurez appris dans les écoles qu'en dernière analyse on trouve que ce même principe, ou que ce qui constitue l'existence des êtres organisés, n'est qu'une puissance, assez évidente par elle-même, dont les effets se trouvent suffisamment démontrés par les principales propriétés vitales, c'est-à-dire par la sensibilité, par la motilité et par la chaleur animale.

Si, en vous communiquant mes pensées à cet égard, je croyais parler à une personne quelque peu suspecte de matérialisme, je m'efforcerais de vous persuader de reconnaître en ce principe de vie l'ame immortelle, éternelle et raisonnable;

mais, sachant que vous êtes né de parents catholiques, ayant en outre la conviction que vous êtes attaché aux principes de la religion, je n'insisterai pas davantage sur ce point, parce que, réflexion faite, notre but principal doit être en ce moment celui de nous entretenir uniquement de ce qui regarde la physique humaine, et toutes les fois que nous sommes revêtus de la qualité que doit avoir celui qui s'adonne aux sciences physiques, nous sommes obligés d'écrire autant pour les orthodoxes que pour les hétérodoxes.

Ainsi, lorsque nous aurons commencé à établir que la vitalité ou le principe de vie qui fait agir tous les animaux et tous les végétaux se reconnaît seulement par l'observation des effets qu'il produit sur ces êtres organisés, d'où résultent toutes les fonctions dont l'ensemble est ce qui constitue la vie, nos recherches devront ensuite se diriger à fixer, autant qu'il nous sera possible, les lois auxquelles cette vitalité est assujettie afin de pouvoir induire de leurs connaissances une physiologie exacte et tout-à-fait dénuée de contradictions. En considérant néanmoins que, peut-être entraîné par l'habitude ordinaire de la jeunesse de nos jours, vous aurez plus de penchant pour étudier les branches des sciences physiques qui sont positives et qui touchent plus à l'évidence que pour celles qui semblent abstraites, spéculatives et dogmatiques, je crois pouvoir vous démontrer, avant que d'entrer en matière, que l'études de la médecine, autant que celle de la physique générale, de la chimie et de la botanique, peut entrer dans le domaine de ces sortes de connaissances qu'on a toujours considérées comme exactes et positives, et qu'elle a le même degré de certitude, parce qu'elle se trouve appuyée sur les mêmes principes.

En effet, pour vous éclairer davantage sur ce point, vous n'avez qu'à jeter un coup d'œil sur les progrès qu'ont faits les sciences positives dans le dernier siècle, et vous verrez qu'elles se trouvaient, il n'y a pas long-temps, dans l'état où se trouve maintenant la médecine. C'est ainsi que, quant à la physique générale seulement, après les enseignements de l'immortel Newton sur l'attraction de tous les corps, si vous demandez à un physicien quelle chose règle les mouvements de toute la nature inorganique, il vous répondra que ce sont les lois générales de l'attraction; c'est ainsi que, seulement après les enseignements des illustres chimistes Lavoisier et Chaptal sur l'attraction chimique et particulière des molécules, si vous demandez à un chimiste sur quels fondements se trouve appuyée la science, vous l'entendrez vous répondre, sur les lois de l'affinité moléculaire et sur l'attraction chimique : ainsi donc, si vous demandez à l'un et à l'autre ce que c'est que le feu dont on fait usage dans les opérations chimiques, ce qu'est l'attraction, ils vous répondront que le premier est un agent qui, partant du soleil, se répand dans tous les corps qui couvrent la surface de la terre et dont la nature nous est inconnue, mais dont on peut calculer les effets et connaître les lois auxquelles il a été assujetti; que la seconde est une puissance inhérente à tous les corps de la terre, dont on ignore la nature, mais dont on peut évaluer les effets et connaître les lois qui la régissent.

Or, lorsque vous serez assez instruit dans la doctrine de l'homme charbon; lorsque vous aurez assez étudié les lois auxquelles est sujète la vitalité qui pénètre tous les corps organisés de la nature; lorsque vous connaîtrez les règles qui sont attachées aux divers degrés d'affinité que la vitalité doit avoir avec la matière animale et végétale, et qu'on vous demandera, en qualité de médecin et non en qualité de physicien, quelle chose règle les mouvements internes de la nature organisée, vous pourrez répondre que ce sont les divers degrés d'affinité qu'a acquis la vitalité des individus avec la matière animale et végétale dont ils sont formés. Si on vous demande ensuite sur quels principes se trouve appuyée la science, vous répondrez sur l'entretien de l'équilibre naturel que doit avoir la vitalité qui pénètre ces individus et sur le degré de cohésion qu'elle-même doit avoir avec la matière animale et végétale dont ils sont formés. Si on aime de savoir en outre ce que c'est que la vitalité, ce que c'est que la matière animale, vous répondrez que la première est une puissance qui, envisagée sous le rapport physique ou médical, résulte comme cause primitive de toutes les fonctions qui constituent l'état de vie, et vous direz que, sous ce même rapport, elle est susceptible d'être suivie dans ses effets par les yeux du médecin; qu'envisagée sous le rapport métaphysique ou moral, elle doit alors être considérée comme d'une nature spirituelle, immortelle, inaltérable, et comme une partie de ce souffle que le divin créateur a voulu tirer de son essence pour le fixer avec toute l'activité dans la matière animale de l'homme et, dans un degré moindre d'activité, dans la matière animale des autres animaux. Vous répondrez que la seconde est une substance qui, à cause des principes dont elle se trouve composée et à cause de sa conformation particulière, sert de milieu et reste toujours propre au séjour constamment limité de cette vitalité, et propre à être par là même pénétrée.

Cela posé, vous voyez que maintenant notre but ne peut pas être celui de fixer les lois auxquelles se trouve assujettie l'attraction générale des physiciens, ni de fixer les lois auxquelles est sujète l'affinité moléculaire des chimistes. Pour parvenir aux résultats où je me suis proposé d'arriver en commençant ces instructions, nous devons seulement nous occuper de connaître quelle est la manière la plus exacte de constater les effets que cette vitalité produit dans la matière animale en état de vie, c'est-à-dire de ce qui regarde proprement la physiologie, et de constater les lois auxquelles nous pouvons juger que ce principe de vie est soumis, lesquelles lois nous ferons dériver de l'observation régulière de ces effets, ce qui regarde proprement l'anthroposophie générale ou toutes les autres parties de la médecine. Ainsi, en considérant d'abord quelle est l'apparence extérieure et quelles sont les propriétés vitales que présente l'organisme de tous les animaux en général, il faut commencer par mettre au nombre de ces lois : 1° de rendre la matière animale dans laquelle la vitalité se trouve répandue douée d'une quantité plus ou moins grande de sensibilité et de contractilité ; 2° de rejeter constamment hors du cercle que la vitalité occupe tout ce qui peut s'y trouver d'hétérogène ; 3° de faire constamment des efforts pour conserver son équilibre et pour le rétablir lorsqu'elle l'a perdu ; 4° de pouvoir se fixer dans les substances nutritives ou dans les substances qui ont de l'analogie avec la même matière animale qu'elle occupe, au moyen des procédés de la digestion; 5° de se conformer aux mouvements du soleil en tout ce qui a du rapport aux changements des saisons et en ce qui regarde l'alternative du jour et de la nuit; 6° de pouvoir séparer de son ensemble une portion plus ou moins grande au moyen des procédés réguliers de la génération, formant dans ce cas un nouvel individu égal à l'espèce, et de pouvoir également séparer des fragments dans d'autres circonstances avec des procédés irréguliers, formant dans ce dernier cas des êtres organisés très imparfaits.

Après avoir fixé les six lois constantes desquelles nous ferons dériver tous les phénomènes qu'on observe dans les animaux non seulement en état de santé, mais encore dans l'état maladif, si vous voulez ensuite vous procurer le plaisir de contempler quels sont les effets les plus constants que le principe de vie produit chez tous les êtres qu'on observe dans ce monde, en jetant un coup d'œil sur toute la nature, vous verrez que la vitalité est répandue d'une manière plus ou moins sensible dans tous les corps organisés que vous voyez occuper l'immense superficie de la terre, mais qu'elle s'y trouve répartie avec des différences aussi sensibles qu'innombrables, parce que vous trouverez que ces effets sont nobles et merveilleux dans la matière animale des êtres parfaits, rapport à la dignité de l'espèce dans laquelle elle se trouve établie, et vous trouverez qu'ils paraissent obscurs et ignobles dans la matière qui forme les êtres organisés imparfaits, en suivant surtout, dans toute la série des animaux, les progrès de leur particulière dégradation. Vous connaîtrez enfin que la vitalité, pour produire les effets d'où résulte l'état de vie, a besoin nécessairement d'une substance qui puisse lui servir de milieu ou d'une matière dans laquelle elle puisse se recueillir, précisément comme le feu que vous avez introduit dans l'homme charbon a besoin du milieu ou de la substance du charbon pour s'y dilater et pour s'y assembler.

Après cela vous connaîtrez également, en considérant les propriétés sensibles des animaux et des végétaux, que le milieu en question doit être la substance muqueuse, albumineuse et gélatineuse de laquelle est formé le corps des animaux, à l'égard des animaux ; et la substance ligneuse et muqueuse de laquelle sont formés les végétaux, rapport aux végétaux. Vous comprendrez alors très facilement, comme du degré d'affinité et du degré plus ou moins grand de ténacité que la vitalité peut avoir reçu au moment qu'elle s'est fixée dans la matière qui forme les animaux, et de la facilité plus ou moins grande que ledit principe

de vie peut avoir acquis dans certaines circonstances pour quitter ce même milieu qu'il occupe,
résulte dans l'homme ce qu'on a appelé très à propos bon ou mauvais tempérament. Il vous sera
facile de reconnaître d'après ces considérations
que l'homme dans lequel est grande l'affinité de
sa vitalité pour la substance qui compose son
corps sera celui qui jouira d'un très bon tempérament, ou sera l'individu dont la vie pourra être
prolongée au delà de cent ans; que l'homme dont
la vitalité aura peu d'affinité avec la matière animale qui forme son corps sera l'individu dont la
vie sera de courte durée, ou l'individu qui sera
sujet à mourir dans l'âge de la jeunesse ou de la
virilité. Vous apprendrez que, lorsque la vitalité
se trouve partagée dans les organes des animaux
avec la proportion nécessaire, il en résulte dans
les individus de toutes les espèces le jeu de la vie
et la parfaite santé; que, lorsqu'elle n'est pas
répartie en de justes proportions dans les organes
qui composent les êtres organisés, il en arrive
alors des dérangements et des maladies; vous
trouverez enfin que, lorsqu'elle abandonne entièrement la matière animale qui forme les animaux
et qu'elle abandonne le tronc et les feuilles qui
forment les végétaux, il s'ensuit alors la mort
des individus qui ont été abandonnés. Nous
avons établi dès le commencement que, lorsque

la vitalité se fixe dans le corps d'un individu,
elle le rend capable d'acquérir toutes les propriétés
vitales dont la réunion est ce qui constitue la
vie, il vous faut donc reconnaître avec moi que
les effets que produit la vitalité lorsqu'elle se
fixe dans la substance des animaux sont ceux
de rendre les parties qui en sont pénétrées douées
de chaleur, de sensibilité, de contractilité et d'assimilation, et douées d'une odeur particulière de
chair qui caractérise la substance animale en état
de vie.

Mais revenons pour un moment à l'homme
de charbon que vous avez formé. Après l'avoir
achevé, pour lui donner la vie vous lui avez communiqué le feu au centre. Vous trouverez maintenant que cela ne suffit point pour la lui conserver,
parce que, pour perfectionner davantage votre
ouvrage, il vous sera nécessaire de prendre un
soufflet: avec le courant d'air que celui-ci pourra
vous fournir, il vous conviendra de faire en sorte
que la chaleur et la rougeur que vous venez de lui
communiquer à la partie du cœur se dilatent avec
une juste progression dans toutes ses extrémités.
Cela fait, si vous l'examinez dans ss propriétés
apparentes, vous verrez arriver deux choses essen-
tielles dans la merveilleuse machine qui le forme :
vous observerez qu'en continuant sans interruption à conserver au moyen du courant d'air le feu

communiqué dans toutes les parties qui composent son ensemble, après un temps plus ou moins long, comme il arrive aux autres charbons allumés, il se convertit en cendres, et vous observerez en même temps que, si vous faites manquer d'une manière brusque le courant d'air avant que ses parties soient réduites en cendres, la chaleur et la rougeur se dissiperont aussi à l'instant, avec la circonstance que le charbon qui aura été dans le moment occupé par le feu restera susceptible de retourner dans l'état où il se trouvait auparavant, en conservant néanmoins les empreintes plus ou moins fortes du feu duquel il avait été occupé.

Ainsi, suivant notre manière de penser, de la même manière dont vous voyez le feu agir dans le charbon, vous devez croire que la vitalité agit dans le corps des animaux, parce que vous devez voir que la chaleur et la rougeur qu'on observe dans le charbon allumé sont représentées par la sensibilité et par la contractilité qu'on observe dans la matière animale de tous les individus, et que de la même manière que la chaleur, dans l'homme charbon, a eu son principe dans la cavité de la poitrine pour se dilater ensuite dans les extrémités du corps, de même la vitalité prend son principe au cœur et est entretenue par le courant d'air qui est introduit pendant la respiration dans les poumons. Vous trouverez encore de plus, et l'observation le prouve, que de la même manière que vous avez la faculté de pouvoir faire croître au moyen de la ventilation la chaleur et la rougeur dans la substance qui forme l'homme charbon, vous pourrez également faire accroître la force et le concours de la vitalité à la matière animale qui forme les animaux, au moyen de l'application tant externe qu'interne des remèdes appelés stimulants.

Et considérant ensuite quels sont les phénomènes qu'on voit arriver ordinairement dans le charbon allumé et quels sont ceux qu'on voit dans l'animal vivant, vous trouverez premièrement qu'une partie seule de l'homme charbon, dans des circonstances particulières, peut être privée de sa chaleur et de sa rougeur et qu'elle peut tomber comme cendres, tandis que les autres parties principales de sa machine peuvent conserver les marques et la présence du feu. A l'égard des êtres organisés, une petite portion de matière animale dans les animaux vivants peut aussi être totalement privée de l'influence de la vitalité générale, tandis que le même principe de vie peut continuer à manifester ses effets dans les restantes parties du corps animal et continuer à le faire jouir de toutes les propriétés de la vie: vous vous figurerez dans tout cela ce qui arrive chez les animaux lorsqu'ils sont affectés de la gangrène et du sphacèle, et ce qu'on voit arriver dans leur substance lorsqu'elle est affectée par de grandes ulcères qui laissent des cicatrices. Vous trouverez enfin que, lorsque les effets apparents que produit le feu dans le charbon, qui sont la chaleur, la rougeur et la lumière, après un cours plus ou moins long de temps, auront abandonné tout le milieu qu'ils occupaient, alors le même milieu, c'est-à-dire le charbon allumé, est sujet à se décomposer, et on le verra se convertir en cendres; et vous apprendrez de même à vous figurer dans tous cela ce qui arrive à l'égard du cours de la vie de tous les individus organisés, et ce qu'on voit arriver dans la décomposition du corps de tous les animaux lorsque la matière animale qui les compose se trouve abandonnée par la vitalité qui les pénètre, parce que vous trouverez de même que, dans cette circonstance, le milieu que le même principe de vie occupait ou le corps des animaux sera sujet à mourir, à se défaire et à devenir cendres. C'est ainsi qu'au moyen de cette admirable analogie du corps animal avec le charbon que vous avez allumé, vous serez dans le cas de pouvoir expliquer dans toutes les circonstances de quelle manière il peut arriver qu'au moment que les effets sus expliqués, qui sont produits par le principe de vie dans la matière animale, ou la sensibilité, la contractilité et l'assimilation, abandonnent le corps des animaux qui est le seul milieu dans lequel on peut les apercevoir : la substance qui compose ces animaux commence dès lors à se décomposer.

Mais après vous avoir tracé en général le plan que je me propose de suivre dans le cours des présentes instructions, je pense qu'il importe davantage de vous faire examiner toutes les parties de la physiologie séparément, dans la persuasion que cela puisse contribuer davantage à vous faire goûter le plaisir que vous trouverez en continuant à suivre mes leçons, surtout lorsque vous commencerez à débrouiller sérieusement tant de points difficiles que vous aurez rencontrés et à l'égard desquels les physiologistes, après avoir tant raisonné, ont été obligés de conclure qu'il fallait adopter les hypothèses qui s'approchent le plus de la saine raison et du sens commun.

I.

DE LA PHYSIOLOGIE.

Les leçons de physiologie que je me propose de vous donner dans ce moment pour remplir mon objet seront au nombre de trois : elles comprendront les trois classes de fonctions qui sont généralement admises dans les écoles, c'est-à-dire auront pour objet l'examen des fonctions animales ou de relation générale, l'examen des fonctions vitales ou de conservation individuelle, et l'examen des fonctions naturelles ou de reproduction de l'espèce.

Vous connaitrez d'abord, en considérant l'usage qu'on fait des fonctions animales de relation générale, quelle est la classes de fonctions que l'on peut rapporter de préférence au système nerveux. Vous observerez à cet égard (attaché à notre analogie) que la rougeur et la chaleur sont les propriétés de l'homme charbon que vous avez formé et allumé, et vous trouverez que, de la même manière que dans une seule partie de

votre homme peut se former un amas de rougeur
et de chaleur sans que cette même rougeur soit
sensiblement augmentée dans les autres parties qui
forment sa machine, de même la vitalité dans les
animaux peut s'accroître dans une partie de leur
corps et diminuer dans l'autre, sans que la substance animale qu'elle occupe soit tout-à-fait par
elle abandonnée. C'est ainsi que, sans vous éloigner de l'exemple que vous avez sous les yeux,
vous pouvez établir qu'elle se trouve répandue
dans la matière animale des animaux, comme le
feu qui occupe le charbon est répandu dans toutes
les parties qui forment le corps de votre homme.
Pour vous convaincre, en effet, de cette vérité sans
avoir recours à des raisonnements souvent en-
nuyeux, vous n'avez qu'à observer les faits qui sont
les plus connus à cet égard, et vous trouverez que,
dans certaines circonstances, toutes les parties de
l'économie animale sont susceptibles de sentir, et
que toutes aussi sont susceptibles de se contracter.

Pour vous rendre ensuite raison des phénomènes qu'on voit arriver dans l'exercice des fonctions des sens, vous serez obligé d'avouer qu'il y
a des parties privilégiées parmi les organes des
animaux qui, à cause de leur particulière composition, paraissent servir d'une manière plus spéciale de conducteur au même principe de vie qui
les fait agir, attendu que leur milieu, ou bien la

substance dont elles sont composées, semble être
plus propre à entretenir le séjour de la vitalité que
ne le sont les autres parties qui forment l'ensemble
de l'économie animale. Vous comprendrez, sans
m'expliquer davantage, que lesdites parties sont
les cordons des nerfs; mais je crois nécessaire de
vous prévenir que je n'entends point vous apprendre avec cette nouvelle théorie, et dans ce que je
viens de vous dire que les nerfs sont les seuls conducteurs de la vitalité à l'exclusion des autres parties qui composent la machine animale, comme le
pensaient autrefois les partisans des esprits vitaux,
vous trouverez à ce propos que mon but est seulement de vous faire connaître d'une manière évidente que le tissu des nerfs, comparé aux autres
parties qui composent l'ensemble de l'économie
animale, est reconnu plus propre à servir de conducteur à la même vitalité chez l'animal sain, c'est-
à-dire, en d'autres termes, qu'il se manifeste dans
l'état naturel, au milieu de leurs substances,
un concours plus concentré de vitalité, produisant
dans telle circonstance, à cause du milieu qu'elle
occupe, plus constamment l'effet de la sensibilité
que celui de la contractilité.

Ainsi, après avoir reconnu que la substance
dont se composent les nerfs est plus propre que
la substance dont se composent les autres parties
de l'économie animale à recevoir les sensations

communiquées aux animaux, vous verrez que les parties de la tête, ou que le cerveau, forment l'union d'une plus grande quantité de substance appelée *pulpe nerveuse*; vous observerez que, dans les nerfs qui partent de toutes les extrémités du corps, cette pulpe est distribuée en cordons progressivement plus petits, et que dans le cerveau elle est distribuée en masse englobée. Après avoir fait attention à tout ce qu'il y a d'essentiel dans la distribution de la pulpe nerveuse, vous examinerez les fonctions propres du cerveau et quelles sont les fonctions qui sont propres des nerfs, et vous serez forcé de convenir que la vitalité, chez les animaux, manifeste toujours ses effets apparents dans la substance propre des nerfs, toujours à raison de la masse que présente la pulpe nerveuse et en raison de la quantité de vitalité qui la pénètre. C'est ainsi qu'en adoptant ces principes, vous parviendrez à expliquer sans difficulté de quelle manière il peut arriver que toutes les sensations que ressentent les individus du règne animal aient leur commencement dans les extrémités des filets nerveux; comment elles peuvent se propager d'une manière prompte jusqu'au cerveau, et de quelle manière enfin celui-ci peut être doué de la faculté de les retenir et de les ordonner après les avoir reçues des cordons; et vous parviendrez aussi à connaître comment le même organe peut jouir exclusivement de la faculté de les saisir et de former le jugement.

Pour mieux connaître ensuite quelle est la source des facultés intellectuelles et de quelle manière les idées peuvent se former dans les individus, vous observerez que la pulpe nerveuse dont se composent les filets nerveux des extrémités est imbue de vitalité et de sensibilité à un plus haut degré que ne le sont les autres parties de l'animal. Vous trouverez qu'à mesure que ces filets nerveux croissent en grosseur, s'accroissent en eux la sensibilité et la masse de la pulpe nerveuse ; mais vous trouverez de même que, malgré tout cela, la surprenante opération de pouvoir ordonner les sensations et d'en pouvoir recevoir les empreintes est dévolue exclusivement au cerveau, et qu'elle ne peut s'effectuer dans aucun autre organe, parce qu'elle ne peut avoir lieu dans l'homme sans qu'il se forme dans le *sensorium commune* une réunion d'une quantité plus grande de vitalité. Vous déduirez de tout ce que nous venons de dire que l'homme à talent ou doué de beaucoup d'esprit doit être l'individu privilégié qui, à cause d'une conformation particulière de sa machine, pourra avoir la facilité de recevoir et de retenir dans son cerveau une plus grande affluence de vitalité, et que l'homme qui se donne à l'application et à l'étude doit être celui qui, au moyen d'une attention non interrompue, pourra faciliter à son cerveau cette affluence de principe de vie; qu'enfin, ce n'est que par ce seul moyen que les hommes peuvent porter des modifications à leur mémoire et faciliter l'exercice de leurs facultés intellectuelles.

Vous trouverez de même convenable de n'admettre dans l'économie animale de tous les animaux que deux seules propriétés vitales apparentes, je veux dire la sensibilité et la contractilité, dont vous assimilerez les effets aux deux qualités externes de l'homme de charbon, chaleur et rougeur; car, si vous vous laissez transporter par la manie de faire des réformes en physiologie et par l'envie de créer d'autres facultés chez les animaux, vous serez obligé successivement d'en former une d'absorption, une d'assimilation et une troisième de résistance vitale, comme l'ont fait des écrivains modernes; vous rapporterez donc suivant notre doctrine tous les phénomènes que vous observerez dans l'exercice de la vie des animaux uniquement à ces deux propriétés, lesquelles seront représentées par les effets que produit la vitalité lorsqu'elle est étendue dans toutes les parties de l'économie animale.

Or, nous avons établi ailleurs que l'entendement se forme chez l'homme lorsque les sensations des extrémités sont communiquées par les organes des sens à la pulpe qui forme son cerveau, comme la rougeur, dans l'hommme charbon, s'étend des parties qui forment les extrémités de son corps jusqu'au centre. Vous pouvez ajouter que, dans l'application, le même concours de principe de vie qui se fait au cerveau des individus est ce qui éclaire leur entendement et ce qui le rend encore plus capable d'attention ; vous trouverez que, dans telle circonstance, les idées qui, dans le temps passé, gravèrent leurs impressions dans cet organe, y sont de nouveau réunies, et que de cette union ultérieure il résulte une nouvelle idée mixte, et que cette dernière opération est précisément ce qu'on appelle en métaphysique jugement ou force d'entendement.

Comme il paraît résulter de la doctrine que je viens de vous exposer que le jugement, en dernière analyse, ne pourrait différer de la mémoire que dans ce qui a du rapport à la simple circonstance qui nous fait constater que les impressions qui forment proprement la mémoire ont été gravées les premières dans le cerveau depuis un temps plus ou moins éloigné, et que l'idée qui forme le jugement se forme plus tard moyennant la réflexion et moyennant le rappel des sensations primitives, je vous observerai néanmoins en passant que, lorsque cette dernière idée se trouve être conforme aux usages et aux habitudes de la société dans laquelle vivent certains individus et à l'éducation que l'on a coutume de donner aux enfants dans les pays qu'ils habitent, alors on appelle ce résultat des sensations antérieures bon jugement, bon sens, bon entendement; que, lorsqu'elle n'est pas conforme aux usages établis dans la société et à l'éducation reçue dans le pays, on appelle le même résultat mauvais jugement. Vous me direz peut-être : l'entendement et la raison dans les hommes se trouvent donc changés à proportion que leur éducation est variée et à mesure qu'ils sont variés aussi les préjugés des sociétés dans lesquelles ils vivent? Oui, abstraction faite des principes de raison naturelle qui font naître l'idée dans tous les hommes de l'existence d'un Dieu créateur, et abstraction faite des principes de raison qui apprennent à tous les individus à ne pas faire du mal à leurs semblables. Le reste de l'entendement humain, qu'on appelle aussi raison acquise, se trouve varié et même dénaturé dans les hommes, suivant que changent les mœurs de la société dans laquelle ils vivent; et, si vous voulez une preuve éclatante de tout cela, vous n'avez qu'à examiner les usages et les mœurs des peuples d'Afrique, d'Asie et d'Amérique.

Les hommes nés dans lesdites régions n'ont-ils pas la même organisation dans leurs facultés intellectuelles que tous les hommes des régions d'Europe? Cependant, en examinant ce qui se passe chez eux dans ce qui a de rapport aux mariages, aux pompes funèbres, aux pratiques de religion et aux guerres, vous trouverez que beaucoup de choses que nous croyons extravagantes et irraisonnables ne le sont point à leur égard. Les journaux périodiques nous instruisent que, d'après le rapport fait au comité de la compagnie anglaise des Indes orientales dans l'année 1826, six mille veuves se seraient sacrifiées dans le cours de neuf années sur le bûcher de leurs maris, croyant sans doute en faisant cela de remplir un devoir. Or, je le demande, dans quel pays d'Europe trouverait-on une telle pratique raisonnable?

Vous savez que les organes des sens ont une manière toute particulière de sentir l'action des corps externes. En effet, les objets qui agissent sur leur sensibilité en particulier n'agissent pas de même sur le reste de la sensibilité générale de chaque individu; car l'on observe constamment que les yeux sentent l'impression de la lumière, que les oreilles sentent l'impression du son, que la langue sent l'impression du goût, la membrane du nez l'impression des odeurs, et que la peau sent les impressions des qualités externes des corps. Vous savez que ces organes ont la faculté de recevoir ces impressions particulières, mais qu'ils n'ont pas la faculté de les retenir pour un temps plus ou moins long, attendu que cette dernière faculté, comme nous l'avons dit ailleurs, a été donnée d'une manière exclusive au cerveau et forme précisement ce qu'on appelle mémoire.

On vous aura appris que lorsque ces sensations externes restent pour quelque temps suspendues et que les autres sensations internes de la vie organique se continuent, cet état où se trouve l'homme est celui qu'on appelle état de sommeil; qu'au contraire, lorsqu'il arrive que toutes les sensations de l'homme se trouvent en parfait exercice, ou qu'il y a parfaite relation entre les sensations externes des organes avec la continuation des sensations internes de la vie organique, ce dernier état de l'homme est celui qu'on appelle état de veille. Mais comme, en m'expliquant de cette façon sur l'exemple des autres physiologistes, je n'aurais fait que vous exposer ce que c'est que l'état de sommeil et ce que c'est que l'état de veille, sans vous expliquer quelles sont les causes qui peuvent produire ces divers états, et je n'aurais fait que vous indiquer en dernier lieu d'une manière simple un phénomène qu'on observe dans la plupart des animaux, j'ai pensé que, pour avoir un droit de plus à votre reconnaissance, il serait nécessaire de vous faire connaître de quelle manière s'effectue constamment dans l'espèce humaine cette alternative de sommeil et de veille. J'ai toujours été bien loin d'adhérer aux rêves de certains poètes et philosophes de l'antiquité sur ce qui regarde l'influence

que peuvent avoir les astres de première classe sur
toutes les opérations des animaux, y compris les
actions morales des hommes; mais, en observant
avec attention les faits sans nombre que nous avons
tous les jours sous les yeux, il me semble que vous
devez être forcé d'avouer que la totalité des êtres
organisés que vous voyez répandus sur la surface de
la terre a été évidemment assujettie et soumise par
l'auteur de la nature aux influences du soleil. Je
trouve qu'il est évident et hors de doute que du
degré de chaleur que ce même astre produit
dépendent les degrés de végétation qu'on observe
dans les végétaux, attendu que cette végétation
est plus ou moins accélérée suivant qu'est plus ou
moins échauffé par le soleil le sol dans lequel ils
vivent. Je trouve qu'il est de même assez évident
que du degré de chaleur que le soleil fournit pendant son cours annuel en résulte la régularité ou
l'irrégularité des saisons, ainsi que toutes les différentes météores qui peuvent être nuisibles au
règne organique. Je trouve enfin qu'il est évident
que, par l'effet des changements des saisons opérés
par le mouvement annuel du soleil, arrive dans
le printemps, pour ce qui regarde les insectes, le
développement des nymphes de leurs chrysalides,
ce qui donne lieu ensuite à leurs métamorphoses;
que cette même cause fait que beaucoup d'animaux,
entre autres les reptiles et les mollusques, qui

étaient dans un engourdissement profond pendant l'hiver, se réveillent et se multiplient. Vous observerez en outre que, sans parler de l'extraordinaire inclination que ressentent la plupart des animaux dans cette même saison pour l'acte de la génération (ce qui indique assez quel est le mouvement que la vitalité ressent en eux dans telle circonstance), les expulsions cutanées auxquelles se trouve exposé l'homme font voir que la vitalité qui pénètre sa matière animale ressent aussi dans le printemps un mouvement semblable à celui qui produit la progressive végétation dans les végétaux.

Vous verrez, nonobstant cela, que si le mouvement annuel du soleil (bien entendu qu'en m'expliquant ainsi je n'entends pas me faire partisan des systèmes planétaires qui admettent la terre pour centre) et le changement des saisons qui en dépendent influent d'une manière plus spéciale sur l'organisme des végétaux, le mouvement diurne du même astre, à raison inverse, porte plus d'influence sur l'organisme des animaux que sur celui des végétaux, en produisant sur les premiers l'effet du sommeil.

D'après cela vous trouverez que le sommeil a lieu chez les animaux en vertu de la loi cinquième établie par le créateur dans la matière des corps organisés que je vous ai fait connaître ailleurs;

mais vous ne pourrez jamais comprendre de quelle manière cette opération de la nature peut se faire sans reconnaître dans les animaux deux sortes de vitalités: une fixe et l'autre plus mobile. Vous trouverez alors que la vitalité mobile des êtres sus indiqués est constamment obligée de suivre le mouvement diurne que fait le grand astre, c'est-à-dire qu'elle est obligée de s'externer dans tous les organes qui forment les sens des mêmes animaux, quand la lumière du jour commence à se faire voir sur l'horizon, et à quitter les organes externes pour se concentrer dans leur vie organique interne, quand les ténèbres de la nuit commencent à paraître sur la terre. Ainsi vous reconnaîtrez dans votre homme plein de vie une vitalité mobile et rayonnante, que vous distinguerez de la vitalité qui est toujours fixe dans tous les organes, en ce que cette vitalité fixe n'abandonne jamais la matière animale ou l'abandonne seulement lorsque la substance animale dont ils se composent fait passage à la putréfation et à la décomposition; ainsi vous reconnaîtrez que cette vitalité mobile est ce qu'on doit regarder comme susceptible de croître dans un organe et de diminuer dans un autre, de la même manière que si vous éventez plus ou moins l'air auprès de votre homme charbon, vous voyez rayonner et s'accroître une portion de rougeur et de chaleur dans la partie agitée : vous observerez néanmoins dans cette circonstance que l'effet de réunir dans un endroit seul la chaleur et la rougeur a lieu dans votre homme charbon au moyen du courant d'air, tout comme l'effet de réunir la vitalité mobile dans les organes des animaux peut avoir lieu par l'application de divers stimulants.

D'après cela vous trouverez que la vitalité mobile qui se trouve obligée de suivre la cinquième loi établie par le créateur dans les êtres répandus sur la surface de la terre est l'espèce de vitalité qui est obligée de se conformer aux mouvements du grand astre qui est l'ame du monde dans l'alternative du jour et de la nuit, est celle qui doit se concentrer, dans le temps du sommeil et des ténèbres, aux organes internes des animaux en quittant leurs organes externes, est celle qui doit retourner dans les mêmes parties externes à l'approche de la lumière. C'est ainsi que, suivant l'ordre de la nature, au moment que la lumière du soleil quitte la terre, la vitalité mobile qui pénètre chaque animal doit quitter plus ou moins promptement les organes de ses sens externes, et les laisser seulement pourvus de la vitalité fixe ; que, lorsque la lumière du soleil retourne à éclairer la terre, la vitalité mobile doit retourner à vivifier leurs organes extérieurs en y apportant le réveil.

Pour vous convaincre davantage de ces vérités,
vous n'avez qu'à observer que cette espèce de circulation dans le principe de vie des animaux, cette
alternative de jour et de nuit, de sommeil et de
veille, est de toute nécessité pour les végétaux et
pour les animaux qui habitent l'immense superficie
de la terre, comme est de nécessité le mouvement
annuel et diurne du soleil, parce qu'on a vu des
hommes qui avaient été contraints à une veille
prolongée sentir diminuer leurs forces progressivement jusqu'au marasme, et des végétaux qui
avaient été privés de la lumière et de la chaleur du soleil traîner une végétation incertaine et
très peu vigoureuse.

Vous considérerez les glandes, de quelque nature
qu'elles soient, y compris le foie et le pancréas,
comme des filtres plus ou moins parfaits suivant
les qualités du fluide animal auquel elles furent des-
tinées à donner passage. Vous penserez à cet égard
que, de la même manière que le pharmacien et le chimiste, toutes les fois qu'ils se proposent de séparer
d'une liqueur des substances hétérogènes, prépa-
rent le papier gris ou tout autre milieu moins per-
méable, près duquel ils réunissent le fluide qui doit
se filtrer, de même l'économie animale, avec les
mêmes procédés pour effectuer les excrétions qui
ont lieu dans son intérieur, a préparé le filtre des
glandes, qui, comparé aux reins, donne passage à

toutes les parties fluides et à toutes les matières
hétérogènes que peut fournir le sang dans tous les
temps et dans toutes les circonstances maladives,
et, comparé au foie et au pancréas, donne passage
à une liqueur homogène à la vie, parce que les
sucs séparés par ce dernier organe sont nécessaires dans l'économie animale pour perfectionner
la digestion. Ils se mêlent à cet effet à la masse
des aliments et contribuent ainsi à faciliter l'absorption de leurs parties devenues homogènes; étant
ensuite pénétrés de la vitalité fournie par l'estomac,
ils rentrent en partie dans la masse du sang absorbée par les vaisseaux lymphatiques des intestins.

De ce que nous venons de dire, vous reconnaîtrez très aisément la manière dont la sécrétion
de l'urine s'effectue, et vous trouverez que cette
opération a lieu lorsqu'une portion de sang qui fait
sa circulation ordinaire dans l'économie animale
est poussée dans la substance des corps appelés
reins, et lorsque le tissu dont ces organes sont
composés agit sur la masse du sang de la manière
qu'agirait un filtre dans un laboratoire chimique,
et que, par conséquent, ladite substance des reins
donne passage aux parties fluides qui se trouvent
répandues dans la chair du sang, aux parties qui
ne sont plus nécessaires à l'accroissement ni aux
usages de l'individu, et peut aussi donner passage
à toutes les matières qui sont hétérogènes à la vie

des animaux et qui forment les évacuations critiques dans les cas maladifs. La réunion de ces
parties hétérogènes est ce qui forme proprement le
fluide qu'on appelle urine; ce fluide, après être
ainsi filtré, se réunit en sortant des reins dans la
vessie au moyen de deux conduits placés sur les
deux côtés, appelés urétères, duquel réservoir elle
est ensuite chassée hors du corps par la voix de
l'urètre.

Tels sont les usages et les fonctions des corps
qui furent appelés glandes par les anatomistes et
qui sont doués d'un tissu particulier; des corps
fournis d'un conduit excréteur et qu'on voit répandus dans la machine animale qui forme les animaux
plus parfaits. Mais, quant aux usages auxquels
furent destinés la bile et le suc pancréatique dans
la machine animale, vous penserez que, quoique
ces mêmes liqueurs soient réunies aux aliments
seulement au moment que la masse alimentaire
vient de franchir l'estomac, et avant que cette
masse ressente l'action des vaisseaux lymphatiques,
il n'est pas assez prouvé que ces sucs soient éva-
cués après la digestion encore indécomposés; à
cause de cela, on ne doit point les considérer
comme des fluides qui soient hétérogènes à la vie
des animaux, mais l'on doit plutôt juger qu'ils sont
pénétrés par le même principe de vie qui est répandu dans tous les organes de leur corps, et

qu'au moyen de ces sucs ledit principe de vie est commmuniqué aux substances alimentaires pour contribuer ainsi à l'élaboration du chyle et à tous les autres procédés de la nature qui sont nécessaires pour perfectionner la sanguification.

A l'égard des autres corps qui sont d'une nature particulière et qui ne sont pas pourvus d'un conduit excrétoire, vous trouverez, en les considérant avec attention, qu'on ne peut les reporter de bonne foi dans le nombre des glandes, parce que l'examen de la structure anatomique qu'ils présentent fait connaître dans ces organes la forme d'un réservoir de quelque fluide animalisé et non la forme d'un corps glanduleux ou d'un corps fait exprès pour la sécrétion d'un fluide hétérogène à la vie. Parmi ces organes vous placerez d'abord les testicules chez l'homme, les mamelles chez la femme, les appelant dorénavant réservoirs de la vitalité; vous observerez pourtant que ces organes sont de toute nécessité dans l'économie animale, lorsque les fonctions qui doivent être accomplies dans des parties importantes du corps nécessitent une plus grande récolte de principe de vie. Vous verrez que, dans certains cas, ces mêmes corps ont une espèce de conduit excréteur, mais que les liqueurs animalisées qu'ils contiennent ne coulent pas d'une manière spontanée comme dans les autres, ou lorsqu'il s'agit de liqueurs hétérogènes.

FONCTIONS NATURELLES DE REPRODUCTION
DE L'ESPÈCE.

Après avoir expliqué à votre satisfaction les
phénomènes qu'on observe dans les sensations externes, après avoir vu de plus près les phénomènes qu'on observe dans la vie organique interne
des animaux, de quelle manière expliquerons-nous
les mystères impénétrables de la génération? Il
vous faut considérer sans vous effrayer que, si à
l'aide de votre homme charbon vous avez déjà pu
prendre connaissance des nombreux secrets qui
étaient cachés dans l'exercice de la vie de l'homme,
à plus forte raison vous pourrez réussir avec son
secours à connaître de quelle manière s'exécute
cette dernière opération. Vous ne serez pas trompé
dans votre confiance si vous réfléchissez d'abord
que votre homme noir, étant allumé, a autour de
lui une atmosphère tellement active que, si vous
lui présentez des substances combustibles, c'est-à-
dire si vous lui faites toucher des corps convenables à sa nature, ils se changent de suite en sa
substance. Il vous sera facile de connaître d'après
cela de quelle manière s'exécute en lui la propagation de l'espèce, en faisant de même attention que,
si vous approchez de sa machine un autre charbon
non allumé, il le transforme dans l'instant en feu;

que, dans certaines circonstances, des étincelles peuvent se détacher du corps; que, quoiqu'elles ne forment pour le moment que de petites parties de sa matière allumée, elles ont néanmoins les mêmes propriétés de son corps, qu'elles ont, c'est-à-dire, la force de brûler et la faculté de produire de la chaleur et de la rougeur. De la même manière que vous voyez votre homme être si facile à communiquer son feu à toutes les substances qui de leur nature peuvent le recevoir, de même l'auteur de la nature a donné de la facilité à tous les êtres organisés que vous voyez répandus sur la terre pour se propager et pour former de nouveaux individus. D'après cette nouvelle manière de voir la nature dans ses opérations, un grand champ sera ouvert à vos yeux dans lequel vous pourrez contempler avec plaisir non seulement le nombre des animaux, mais encore toutes les variétés surprenantes des êtres pleins de vie qui nagent dans les eaux de la mer, de ceux qui glissent sur la surface de la terre, de ceux qui volent dans les immenses espaces de l'air et de ceux qu'on voit se mouvoir même au sein de la terre.

D'après la sixième loi que nous avons établie, toutes les fois que la vitalité dont l'animal est imbu se sépare de son corps pour se communiquer à un autre individu, suivant les procédés établis par la nature dans la génération, avec

le concours des deux sexes, il s'ensuit la naissance
d'un nouvel être égal à l'espèce; toutes les fois
qu'une petite quantité seulement ou un fragment
de vitalité, hors des procédés établis par la nature,
se détache du corps animal ou du corps végétal,
soit par la voie de leur atmosphère vitale, soit pour
se trouver ces corps organisés dans le moment
favorable où leur substance est disposée à retourner à ces premiers éléments, alors de cette frac-
tion de vitalité il n'en résulte point un individu
égal à l'espèce qui l'a produit, comme il arrive
lorsque cela se fait par la réunion des deux sexes,
mais il en résulte des fragments d'animaux ou des
êtres imparfaits et variés entre eux, comme sont
variées les circonstances dans lesquelles ces êtres
peuvent être formés. C'est ainsi que lorsqu'ils
se forment aux dépens de l'atmosphère vitale de
l'homme, c'est-à-dire par l'effet des émanations de
vitalité qui se font de la peau de l'homme sain,
vous mettrez dans ce nombre le *pediculus huma-
nus*, le *pediculus pubis*, la puce et la punaise;
que, lorsqu'ils sont l'effet des émanations qui ont
lieu chez l'homme atteint de maladie, vous placerez dans ce nombre l'*Acarus scabiei*, le ténia,
les ascarides et tous les autres insectes qui peuvent
avoir leur naissance dans le tissu cellulaire des
animaux et dans toutes les parties qui forment
leur corps, attendu que dans toutes les parties

vivantes de l'économie animale il peut se trouver de la vitalité séparée en fragments, et que tels fragments peuvent donner naissance à des animaux imparfaits.

Je pense que vous aurez eu plusieurs fois l'occasion d'observer la formation d'une grande quantité de petits animaux de différente nature dans les résidus des matières, soit végétales, soit animales, qui se trouvent abandonnées par la vitalité ou chez lesquelles s'opère la décomposition. Pour vous donner raison de ce phénomène, je pense que vous ne serez point arrêté par l'idée, autrefois reçue, que la putréfaction est incapable d'engendrer des animaux; vous n'hésiterez donc pas, d'après les notions que je viens de vous donner, à établir que les insectes et les animalcules qui se développent lorsque ces corps organisés se trouvent dans des circonstances semblables ne peuvent être que des fragments isolés de vitalité qui sont restés dans la matière animale et végétale des individus après leur mort, attendu que cette vitalité peut, dans cette circonstance, perdre toute l'affinité qu'elle peut avoir avec la matière animale et végétale en produisant la mort, sans que le principe de vie ait totalement disparu des matériaux qui forment leur corps.

Ainsi, en partant de ces principes, vous penserez que souvent une petite étincelle de vitalité est

suffisante pour former un ver dans la matière
organisée qui se décompose et pour former, dans
plusieurs circonstances, le dernier point de substance organique se mouvant; et vous expliquerez
aisément ensuite comment s'opère la naissance
des vers rongeurs dans certains bois, celle des animalcules qu'on voit nager au milieu des eaux dans
lesquelles on fait digérer des feuilles de plantes,
et celle enfin de tous les animaux microscopiques
qu'on a pu observer avec surprise, non seulement
dans tous les endroits et dans tous les corps
organiques qui couvrent la surface de la terre,
mais encore dans les cendres brûlantes qui sont
près du volcan à Naples, et que quelques-uns ont
cru avoir aperçus dans la substance même des
pierres.

Vous partirez d'une telle source pour expliquer
la métamorphose à laquelle sont sujets tous les
insectes qui couvrent la surface de la terre, et vous
reconnaîtrez en particulier que la cigale, lorsque
le degré de la chaleur atmosphérique n'est plus
propice au maintien de sa vie, en mourant, laisse
dans ses dépouilles un débris de vitalité, lequel se
maintient dans un état d'ineptie jusqu'au retour
du même degré de température dans la nouvelle
année. Vous apprendrez comment peut arriver le
développement dans le tube intestinal de l'homme
des ascarides et des ténias; car, si vous accordez,

suivant la théorie que je viens d'exposer, que les vers ont leur source et leur principe dans les débris de vitalité qui restent cachés dans les substances animales et végétales pendant le temps qu'elles se décomposent, vous ne devez pas vous étonner si des personnes déjà malades, des individus d'un tempérament lymphatique, ceux qui sont dans l'enfance, sont sujets, de préférence aux autres, à des affections vermineuses, parce que, comme vous savez, les estomacs de ces individus n'abondent pas, comme ceux des individus d'un autre tempérament, de la quantité de vitalité qui est nécessaire pour perfectionner leur digestion ; par conséquent, les aliments qu'ils digèrent peuvent laisser dans les parties du tube intestinal des débris de vitalité, capables ensuite de donner naissance à toutes les espèces de vers intestinaux qu'on observe dans les hommes.

Les vers qui naissent dans le tissu cellulaire qui entoure le corps et dans le centre des plaies, comme sont, par exemple, les dragonneaux qu'on voit se former sous la peau des pieds et dans les jambes des Arabes (*dracunculus, vena medinensis Arabûm*, Linnée), de même que les autres insectes qu'on a souvent trouvés dans les diverses parties du corps hors du tube intestinal, ne peuvent point être considérés par nous comme des corps organisés produits par des fragments de vitalité prove-

nant des substances végétales ; mais on doit plutôt
envisager ces derniers comme des êtres produits
par des débris de vitalité animale et non végétale,
qui peuvent encore exister dans le pus des plaies
et au milieu des autres liqueurs de l'animal.

Vous savez qu'on a attribué à certains végétaux
les mêmes facultés vitales que l'on a reconnues
chez les animaux, avec la différence que, dans
l'organisme des végétaux, on a observé que certaines fonctions sont plus obscures et dans un
état de dégradation, c'est-à-dire que l'absorption
et la respiration sont insensibles en eux, quoique
la faculté de sentir se manifeste davantage dans
quelques plantes et surtout dans les feuilles de la
mimosa sensitiva ; or, je pense que vous reconnaîtrez de même de quelle manière s'effectue le
mouvement du principe de vie dans les racines
des végétaux. S'il vous prend envie, comme je vous
y ai engagé à l'égard des animaux, de faire des
expériences comparatives sur cet objet, vous trouverez que, si vous faites l'application de certains stimulus aux parties vivantes d'un animal,
ces parties sentiront l'action des stimulus à raison
du degré plus ou moins grand de sensibilité dont
elles sont douées ; que, si vous appliquez aux
racines de quelque arbre de l'engrais, dont la
matière est, selon nous, ce qui forme les stimulus
plus ou moins actifs chez les animaux, le végétal

en ressentira l'action comme l'a ressentie l'animal.
Si vous observez, en effet, quelle est l'analyse chimique des substances qui servent le plus communément d'engrais aux végétaux dans les jardins, vous trouverez que plus ces substances abondent de principes subtils et volatils, plus elles sont susceptibles de produire de bons effets. Vous trouverez que les agriculteurs, à cause de cela, donnent plus de préférence aux matériaux tirés des animaux qu'à ceux qu'on peut tirer des végétaux, par la raison que les premiers abondent davantage d'ammoniaque et de sels alcalins qui sont unis à la gélatine animale, et qu'au contraire les substances végétales en fermentation qui fournissent également les engrais développent seulement de l'acide carbonique et des sels moins actifs, qui sont aussi des principes stimulants, mais dans un moindre degré.

Vous observerez néanmoins que si les végétaux, dans leurs propriétés vitales et dans l'exercice de leurs fonctions, se rapprochent beaucoup de l'état des animaux, les premiers diffèrent, nonobstant cela, des derniers dans une chose essentielle, qui est la locomotion; mais vous penserez à cet égard que si l'auteur de la nature n'a pas accordé aux végétaux la faculté de pouvoir se porter d'un endroit à un autre, comme il l'a accordée aux animaux, les premiers en revanche ont été revêtus d'une autre particularité qui a été refusée aux animaux, c'est-à-dire de la faculté de recevoir le greffe. Or, suivant notre doctrine, vous direz que l'action du greffe a lieu dans les végétaux lorsque la vitalité mobile d'une plante qui se trouve fixe dans une région quelconque, moyennant la susdite opération, est mise en contact de la vitalité d'une autre plante transportée d'un sol différent; vous direz donc que le mouvement qu'apporte alors le soleil dans le principe de vie qui pénètre les deux individus fait, en peu de temps, que de l'union étroite et réciproque des deux vitalités il résulte souvent une végétation unique et qu'il en résulte une seule vie dans les deux plantes, de sorte que l'on voit arriver ordinairement que la plante qui était tout-à-fait étrangère au pays continue à végéter au moyen du greffe sans être altérée, parce que sa vitalité est devenue homogène à la vitalité de la première.

Après vous avoir donné des notions générales sur ce qui regarde la reproduction non interrompue des végétaux et la propagation de l'espèce dans le nombre immense des êtres organisés qui peuplent la surface de la terre, je tâcherai de vous apprendre aussi à connaître quelle est la manière simple qu'emploie la nature pour perpétuer l'espèce chez l'homme.

On croit l'homme et la femme capables de

pouvoir donner naissance à un nouvel être, leur semblable, au moyen de leur union réciproque, lorsqu'ils sont arrivés à une certaine époque de leur vie qu'on appelle état de puberté, parce que, seulement lorsqu'ils sont parvenus à cet âge, les parties de leur corps prennent la consistance nécessaire pour pouvoir supporter le travail de la génération. L'on voit, en effet, qu'à cette époque les mamelles de la femme prennent la forme qu'elles doivent conserver pendant tout le cours de leur vie, et que dès lors les parties externes de la génération se couvrent plus ou moins de poils ; outre cela, ce qui prouve d'une manière plus certaine qu'elles sont arrivées à l'époque de la puberté, c'est l'évacuation régulière du sang par le vagin, à laquelle elles deviennent sujètes, qu'on a appelée menstruation. Le pubis et le menton se couvrent également de poils chez l'homme à cette époque, et dès lors les divers changements qu'il éprouve, non seulement dans son ton de voix, mais dans son moral et dans son physique, lui font connaître pour quelle raison la nature lui donna un penchant vers l'autre sexe.

En effet, à cette époque, c'est-à-dire lorsque la femme est parvenue à l'âge de puberté, toutes les parties qui forment l'économie animale se trouvent arrivées à leur état normal ; la vitalité qui, dans le temps passé, avait été employée à l'accroissement de ses organes, devient la source principale de toutes les fonctions reproductrices auxquelles elle fut destinée par la nature, parce que vous trouverez qu'on doit attribuer à la circulation du principe de vie qui n'est plus employé à l'accroissement des parties de sa machine tout ce qui arrive pendant la gestation et dans l'enfantement, c'est-à-dire l'écoulement des menstrues, la grossesse et l'allaitement. Vous savez, en outre, qu'il existe une grande sympathie et une parfaite ressemblance entre l'organe de la digestion et celui de la conception, non seulement dans tout ce qui regarde leur forme anatomique, mais encore dans tout ce qui regarde l'analogie de leurs fonctions. Si vous convenez d'après cela que la vitalité mobile, que nous avons dit se réunir dans l'estomac pour effectuer les digestions, est celle qui porte dans le même organe le besoin de nourriture, vous n'aurez point de difficulté à convenir que cet agent peut se réunir de même dans la matrice pour effectuer toutes les fonctions qui ont du rapport à la reproduction de l'espèce.

Si vous convenez aussi (appuyé sur l'analogie des deux organes) que le sang de la femme, à l'époque de la puberté, est chargé d'un surplus de vitalité, et que le même fluide, pour n'être plus employé à l'accroissement de son corps, se porte à la matrice d'une manière régulière, vous

connaîtrez facilement que la vitalité contenue dans
le même sang peut faire sentir à l'organe de la génération les mêmes sensations tendant à satisfaire
les appétits vénériens, comme, dans l'autre cas,
la vitalité qui se porte à l'estomac produit les sensations qui réclament le besoin d'aliments. Vous
trouverez néanmoins une certaine différence entre
les appétits de l'estomac et ceux de la matrice,
c'est-à-dire que, lorsque les premiers restent
long-temps sans être satisfaits chez certains individus en état de santé, le défaut de nourriture
apporte de forts dérangements dans leur économie animale, et que les derniers ou ceux de
la matrice peuvent durer pendant toute la vie
de la femme sans être satisfaits. Mais vous verrez
que ce qui cause cette différence dans les effets
qu'apporte le principe de vie dans les deux organes
est la circonstance d'où résulte que la vitalité qui
est dans l'estomac, pour effectuer la digestion,
n'a d'autre voie pour s'échapper que celle de se
mêler aux aliments dans le temps de leur bouleversement; qu'au contraire, la vitalité qui est réunie
dans la matrice, après y avoir porté les stimulus
nécessaires qui forment l'appétit vénérien, peut
s'évacuer par le vagin avec la partie charnue du
sang menstruel et former ce qu'on appelle la
menstruation : ce qui a donné lieu à l'opinion
généralement reçue que si la femme est sujète à la

menstruation, elle est ordinairement susceptible de devenir enceinte ; si elle n'est pas sujète à cette évacuation, on ne la croit pas susceptible de le devenir. Mais, d'après notre manière de voir, vous comprendrez mieux les phénomènes qui arrivent dans cette circonstance chez la femme en vous expliquant d'une autre manière, c'est-à-dire en répétant que lorsque la matrice reçoit dans ses membranes la récolte de vitalité nécessaire qui est apportée par le concours du sang menstruel, dans le but de mêler ce principe de vie pendant le coït avec le sperme du mâle, alors la femme sera susceptible de devenir enceinte ; et que, lorsque la matrice ne pourra pas recevoir une suffisante récolte de vitalité à cause du manque de sang menstruel, elle ne sera pas susceptible de fécondation.

Sans vous détourner de notre analogie, vous connaîtrez encore que de même que l'estomac reçoit les aliments de la bouche et qu'il les charge de sa vitalité dans le travail de la digestion, ainsi la matrice reçoit le sperme ou le principe de la fécondité dans l'accouplement. Vous apprendrez par conséquent que le principe de vie apporté à la matrice par le sang menstruel est ce qui donne commencement à la grossesse et ce qui donne lieu à la formation de l'embryon ; vous connaîtrez que le fœtus, après avoir eu dans l'accouplement son principe, continue successivement à être nourri de la vitalité fournie par le sang menstruel, et qu'il continue successivement à croître jusqu'à ce que toutes ses parties aient pris le développement nécessaire ; vous connaîtrez enfin pourquoi la suppression de l'évacuation des menstrues arrive pendant la grossesse, et vous donnerez facilement la raison de cela en considérant que la vitalité, qui s'évacuait comme superflue avec le sang tant qu'il n'y avait pas de grossesse chez la femme, reste toute employée à l'accroissement du fœtus et à son perfectionnement.

Lorsqu'il s'agit des grossesses naturelles, c'est-à-dire lorsqu'il s'agit des grossesses qui n'ont été interrompues par aucune affection morbifique, le fœtus, étant arrivé à son terme ordinaire de neuf mois, peut être comparé à un fruit qui est parvenu à sa maturité. Comme, dans ce cas, il arriverait que le fruit, étant mûr, se détacherait de l'arbre de son propre mouvement, à cause du défaut d'aliment; de même le fœtus, qui ne se trouve plus pourvu de vitalité dans la matrice, ne fera plus partie de la mère et deviendra une partie séparée de son organisme. Alors les mouvements qui se feront dans cet organe pour effectuer l'accouchement seront semblables aux mouvements qui s'effectuent dans tout autre organe musculaire de l'économie animale, lorsqu'il peut se défaire d'un corps qui ne fait plus partie de l'individu, comme il arrive, par exemple, à l'égard de l'estomac, lorsque ses fibres musculaires veulent se délivrer au moyen du vomissement des substances qui le chargent et qui lui sont devenues hétérogènes.

En suivant la continuation des fonctions reproductrices dans la femme, vous observerez qu'après l'accouchement elle est sujète à un certain mouvement fébrile qu'on appelle fièvre des accouchées; vous trouverez, c'est-à-dire, que la femme est atteinte d'un état maladif plus ou moins long, ce qui n'est autre chose que le temps qui est nécessaire à l'utérus pour se remettre dans son état naturel, remarquable par l'écoulement de mucosités par le vagin, qui furent appelées *lochies*. Vous connaîtrez que le lait se forme chez elle après l'écoulement des lochies et le rétablissement de l'utérus, lorsque la vitalité qui était contenue dans le sang des menstrues, c'est-à-dire lorsque le principe de vie qui était employé par le passé dans la matrice à faire croîte le fœtus se porte en échange à remplir d'autres fonctions dans les mamelles, que c'est dans le tissu de ces organes qu'on voit ce même sang chargé de vitalité se changer enfin en fluide connu sous le nom de lait. Vous considérerez d'abord que les réervoirs de vitalité qui furent placés aux parties pus convenables de la machine animale des femelles, tels que nous croyons être les

portions spongieuses des mamelles, font subir
peu de changement à ce fluide déjà animalisé pour
le transformer en lait, parce que les plus remar-
quables de ces changements sont ceux de le priver
de sa matière colorante en le rendant d'une couleur
blanche et de rendre son *cruor* plus huileux et son
serum sacharin. Ainsi le lait ne sera, dans notre
manière de voir, qu'un fluide très nécessaire aux
femelles des animaux qui, étant pris à la mamelle,
devient la liqueur animale la plus nourricière que
l'on connaisse, parce qu'elle se trouve pénétrée de
la même quantité de vitalité dont est pénétré le
sang, et parce qu'elle contient les mêmes matériaux
et les mêmes produits chimiques dont le sang se
compose, savoir : la fibrine, la gélatine et l'albu-
mine. Vous savez, en effet, que ce fluide est indispensable pour l'entretien et la conservation des
animaux vivipares, parce que, donné par la mère,
il devient pour eux l'aliment le plus convenable.
Vous trouverez ensuite pourquoi les remèdes qu'on
administre à la nourrice agissent sur le nourrisson, et comment l'on voit ariver, par exemple,
que certains purgatifs administrés à la nourrice
purgent souvent aussi le nourisson. Vous expliquerez de même pourquoi les enfants retiennent
baucoup de traits de leurs nourices, autant dans
le moral que dans le physique si vous considérez
que les remèdes pris par la nourrice se chargent

tout de suite de sa vitalité dans les mamelles , et qu'au moyen de cette voie ils portent à l'instant les effets qui lui sont propres dans l'organisme du petit nourrisson.

Vous trouverez encore que, dans la suite nécessaire des fonctions reproductrices, le lait manque dans les mamelles de la femme; que le sang menstruel qui était employé à la formation de ce fluide retourne à sa première place , de sorte que l'écoulement des menstrues dans les membranes de la matrice se continue seulement jusqu'au moment que la femme a reçu le principe d'une nouvelle fécondation. Vous apprendrez que, moyennant cette espèce de circulation qu'on voit s'effectuer dans le principe de vie de la femme, l'on peut expliquer d'une manière claire tous les phénomènes qu'on observe avant et pendant la gestation, c'est-à-dire l'écoulement régulier des menstrues, le principe et les progrès de la grossesse, l'accouchement et l'allaitement. Vous expliquerez aussi par ce moyen pour quelle raison les femmes ne sont pas susceptibles d'engendrer dans tous les âges. Vous connaîtrez que, si elles deviennent propres à la génération seulement à l'âge de puberté, cela arrive parce que, seulement à cette époque, elles abondent d'un excès de vitalité dans leur sang; et que si de même, dans nos climats, elles cessent d'engendrer à l'âge de 45 à 5o ans, c'est parce qu'à cette époque de leur vie, et non plus tard, l'on voit commencer dans leur économie animale le déclin de leurs forces ou la dimunition notable dans la quantité de principe de vie qui chargeait la partie charnue de leur|sang.

Après vous avoir fait connaître de quelle manière on doit expliquer les phénomènes de la reproduction dans les animaux et dans les végétaux, il ne me reste qu'à vous indiquer de quelle manière s'effectue l'acte de la génération dans l'espèce humaine. Je vous ai fait observer ailleurs que, de la même manière que toutes les parties de l'homme charbon sont imbues et pleines de rougeur et de chaleur, de même l'homme et la femme dans l'espèce humaine, le mâle et la femelle à l'égard des animaux, sont pleins de vitalité dans toutes leurs parties.

D'après cela, si vous formez un autre individu de charbon égal au premier et si vous avez ensuite le soin de le rapprocher dans un seul point du premier, vous remarquerez qu'au moyen de ce procédé toutes les propriétés du feu se communiquent à l'instant au nouvel individu, et que ce dernier forme un être parfaitement égal au premier, surtout si vous avez soin également de maintenir en lui le courant d'air dans son centre, comme se maintient, moyennant l'air atmosphérique, la respiration dans les animaux vivants.

5

Nonobstant cela, vous ne pourriez jamais bien comprendre quels sont les procédés qu'emploie la nature dans les fonctions qui ont pour but la propagation de l'espèce, sans partir d'une source qui peut-être vous semblera étrangère à notre objet, c'est-à-dire sans faire attention aux phénomènes qu'on voit arriver dans les individus pendant le châtouillement. Vous avez observé, dans quelques circonstances, que l'action de châtouiller arrive chez l'homme lorsqu'on touche les parties de son corps qui sont imbues de vitalité d'une manière douce et par cela même capable d'exciter dans le principe de vie un léger mouvement; vous avez vu que, lorsque ce mouvement qui arrive dans la vitalité de l'individu se fait avec ménagement, les effets qu'il porte dans le principe de vie sont plus marqués dans le système nerveux que dans les autres systèmes d'organes, parce que, dans ce cas, il en résulte une sensation qui tient plus au plaisir qu'à la douleur. Vous avez vu, au contraire, que lorsque les parties vivantes des mêmes individus sont traitées avec quelque violence et sans ménagement, il en resulte alors dans la vitalité, qui se trouve affectée de cette manière, une sensation qui s'approche plus du dégoût que du plaisir.

Or, vous partirez de ces principes pour reconnaître comment le châtouillement, dans notre système, peut être considéré comme l'agent prinpal qui contribue dans tous les temps à perfectionner le coït chez les animaux, et comme, par un effet contraire, ce châtouillement peut devenir la source de plusieurs dégoûts; vous observerez à cet effet que, lorsque dans l'accouplement le mâle fait des mouvements après avoir introduit sa verge dans le vagin, ces mouvements ont pour but unique d'exciter graduellement la vitalité qui, à cause de l'érection, se trouve réunie dans son gland, et de procurer, dans le même but, un châtouillement au vagin et à l'orifice utérin de la femme; mais que l'effet du châtouillement, dans cette circonstance, est celui de détacher de tous les points de l'économie animale la vitalité qu'elle peut fournir, et de la faire concentrer d'une manière plus ou moins accélérée dans la matrice à l'égard de la femme, et dans les vesicules séminales à l'égard de l'homme.

Lorsqu'il arrive que, pendant un tel acte, le détachement de vitalité se trouve effectué en même temps dans tous les points du corps de l'homme et dans tous les points du corps de la femme, vous appellerez alors l'accouplement coït perfectionné, et lorsqu'il arrive que ce détachement de vitalité ne peut s'effectuer dans tous les points du corps pendant l'accouplement et qu'il se fait d'une manière lente et incomplète,

vous appellerez alors cet acte coït imparfait.
Comme il peut arriver que, dans cette action, la
femme évacue par la voie du vagin quelque portion de mucosité, vous ne serez pas de l'avis
des certains médecins qui ont appelé cette évacuation semence de la femme; mais vous penserez
à cet égard qu'aucune substance ne peut jamais
s'externer dans les parties génitales des femmes
qui soit capable d'être comparée au sperme de
l'homme, parce que la faculté de féconder tous
les germes est une faculté accordée exclusivement
aux mâles. Si vous faites attention à tout ce qui
arrive dans l'acte du coït, vous trouverez que,
quoique les phénomènes que l'on observe dans
l'homme soient tout-à-fait analogues à ceux qu'on
observe dans la femme, il y a néanmoins une
grande différence dans le dernier but de cette
opération, qui consiste en ce que, dans l'homme,
la vitalité qui s'est réunie de toutes les parties
de son corps après avoir pénétré son sperme
se concentre dans un seul point, duquel elle
est jaculée ensuite dans la matrice, et que, dans
la femme, la portion de vitalité qu'elle fournit
pour servir à la fécondation est toujours disposée
à se réunir dans la matrice comme centre, sans
jamais se répandre au dehors.

Vous remarquerez un autre phénomène qui a lieu
seulement dans les mâles lors de l'accouplement;

vous observerez, c'est-à-dire, qu'outre la vitalité qui n'est plus nécessaire à l'accroissement de leurs organes, il se détache aussi de tous les points de leur corps, pour se réunir dans la prostate et dans les vésicules séminales, une substance de couleur blanche qui de ces vésicules, à la fin de l'accouplement, est rejetée avec force dans l'urètre et de l'urètre dans la matrice. Or, vous apprendrez que cette substance est ce qui fut appelé semence de l'homme, qu'elle est ce sperme dont les physiologistes et les fanatiques des temps passés parlèrent beaucoup, croyant d'y apercevoir des animalcules toujours en mouvement ; mais vous penserez maintenant à cet égard qu'elle est une substance *mucoso-gélatineuse et albumineuse* comme le sont les autres parties qu'on extrait des animaux, et vous l'assimilerez tout simplement à la partie charnue de leur sang qui fut privée de sa matière colorante. Vous la considérerez comme douée de la particularité d'abonder davantage d'ammoniaque et de faire sentir cette odeur que nous avons dit ailleurs être le propre de toutes les substances imbues de vitalité.

De tout ce que nous venons de dire vous pouvez facilement juger que je ne regarde point les testicules comme des corps formés exprès pour la sécrétion de la semence : telle étant précisément ma manière de penser à leur égard, je suis obligé de vous instruire des véritables usages auxquels ces organes furent destinés dans l'économie animale. Vous devez envisager les corps de cette nature, qu'on voit dans les mâles de plusieurs espèces d'animaux, comme autant de réservoirs de la portion de vitalité excédante qui fut destinée par la nature pour achever en eux l'acte de la génération, de la même manière que je vous ai appris à considérer la rate comme un réservoir de la vitalité destinée aux usages de la digestion.

Quoique dans le cours des présentes instructions mon but ait été simplement celui de vous donner des préceptes tout-à-fait stériles sur ce qui regarde la science de l'homme, considérant que, dans cette circonstance peut-être, j'aurai de la peine à vous convaincre, je vous donnerai trois raisons particulières qui peuvent venir à l'appui de tout ce que je viens de vous exposer. Les testicules ne peuvent être des glandes formées par la nature pour la sécrétion de la semence, parce que la cavité capillaire des canaux déférants qui aboutissent dans les vésicules séminales est propre à donner passage à un fluide ténu et spiritueux et nullement à une liqueur de la consistance du sperme (première raison). M. Cabrole raconte que, l'an 1564, M. de Montmorency, passant par les rues de Montpellier, entendit des cris dans une maison : il apprit bientôt que, dans cette maison, un de ses soldats voulait forcer une fille. Ce général ordonna sur-le-champ que ce soldat fut pendu aux fenêtres de la même maison. Le cadavre de ce malheureux ayant été transporté à l'amphithéâtre anatomique, dit M. Cabrole, l'ayant anatomisé avec l'assistance de MM. Saporta, Feignes, Jobert et d'Assas, on n'y trouva aucun testicule ni extérieurement ni intérieurement; mais on trouva les vésicules séminales remplies de semence. Or, tout porte à croire que ce soldat fût dans le cas de pouvoir perfectionner son coït avec cette fille s'il n'eût été contrarié, quoique dépourvu de testicules (seconde raison). Dans les nécrotomies des animaux et des hommes on ne rencontre pas le tissu glanduleux des testicules plein de sperme, comme on devrait le trouver s'il était vrai que cette partie fût la seule destinée à la sécrétion de cette liqueur (troisième raison).

Vous apprendrez par conséquent à regarder les testicules et la prostate comme de simples réservoirs de la vitalité et non comme organes sécréteurs de la semence. Vous penserez que, dans le temps du coït, le sang de l'individu et la vitalité dont il se trouve habituellement pénétré se concentrent dans les corps caverneux de la verge, et que la réunion du principe de vie dans ces parties est ce qui contribue à l'instant à les rendre d'une considérable roideur. Vous penserez ensuite que, pendant l'acte de la génération, il se sépare de la masse du sang qui occupe l'individu une portion de sa partie charnue, et qu'après s'être réunie dans les vésicules séminales et après avoir été préalablement mêlée au dépôt de vitalité qui, à cet effet, est formé dans les testicules, elle est poussée avec force dans la matrice de la femelle à la fin de chaque accouplement.

Par vous adopté ou par vous rejeté (parce que cela importe peu à notre doctrine), le système des œufs, c'est-à-dire la théorie qui établit que, dans l'acte de la conception, lorsque les ovaires se trouvent fortement serrés par les pavillons des trompes, se détachent desdits ovaires des points désignés par œufs et qui descendent dans la matrice pour y acquérir tout le développement nécessaire. Vous trouverez, en dernière analyse, qu'abstraction faite de toutes les théories qu'on a pu imaginer à ce sujet, l'accroissement et le principe de l'embryon chez les animaux se rencontrent constamment dans la matrice, et vous trouverez aussi que la matrice est toujours le centre ou le point central dans lequel se réunit la vitalité de la femelle au moment de la conception. Pour expliquer ensuite tous les phénomènes qui arrivent pendant l'accouplement, vous penserez que le chatouillement que l'individu se procure à la verge et aux autres parties de la génération, aidé de plusieurs autres circonstances et des attraits de la femme lorsqu'il s'agit d'homme, facilite pendant l'union réciproque plus ou moins promptement le détachement de la portion de vitalité que les parties de son corps peuvent fournir avec une sensation extrême de plaisir. Vous penserez qu'alors le principe de vie, ainsi recueilli de tous les points de l'économie animale, se réunit au dépôt de vitalité qui se trouve réservé dans les testicules. Vous jugerez enfin que, moyennant ce seul procédé, la vitalité dans le coït est employée à pénétrer la partie charnue du sang qu'on appelle semence, c'est-à-dire que cette pénétration s'effectue dans le passage qu'elle fait dans les vésicules séminales à l'égard des hommes.

Le châtouillement procuré de même dans les organes qui servent à la reproduction chez la femme, aidé des mêmes circonstances et avec la même jouissance, effectue, comme dans l'homme au moment de l'accouplement, le détachement de toute la vitalité mobile que sa machine peut fournir, avec la seule différence que dans la femme la concentration du principe de vie, au lieu de se faire dans les vésicules séminales, se fait dans la matrice. On peut, d'après cette théorie, juger avec fondement que si la réunion de vitalité que les deux individus fournissent arrive dans la matrice au même temps que se fait la jaculation de la semence du mâle dans l'organe destiné à la recevoir, alors de la réunion des deux vitalités il résulte la conception, c'est à dire la formation d'un troisième individu; mais si la réunion se fait dans des temps différents ou dans des moments plus ou moins éloignés l'un de l'autre, alors il n'en résulte aucune conception.

Sur ce même fondement on peut conjecturer que si, au moment de la réunion des deux vitalités, celle provenant du mâle est supérieure à celle fournie par la femelle, il en résulte alors un fœtus de sexe mâle; si, au contraire, celle provenant de la femelle est supérieure à celle du mâle, il en résulte la formation d'un fœtus de sexe feminin. Ainsi imaginez-vous encore qu'il arrive par une étrange combinaison que, pendant l'accouplement, la femme, au lieu de concentrer sa vitalité dans la matrice, la concentre dans les ovaires ou dans un autre point hors de la matrice; dans ce cas, la vitalité mobile de l'homme, à cause de sa spirituosité, pourra parvenir à féconder dans les ovaires et dans les autres points hors du centre de la matrice, et il pourra s'ensuivre aussi, sans le secours des œufs, une grossesse dans l'ovaire ou une grossesse extra-utérine, c'est-à-dire un développement de l'embryon soit dans les trompes, soit dans l'épaisseur des membranes de la matrice, soit dans les parties qui environnent cet organe. De nom-

breux faits semblables ont été souvent observés,
et vous pouvez les vérifier en lisant les mémoires
qui ont été écrits sur cet objet.

Vous aurez encore le plaisir de comprendre, en
suivant notre doctrine, un phénomène qui peut-
être est le plus curieux qu'on ait encore observé
dans l'histoire de la génération. Vous aurez connaissance du cas rapporté par Buffon et par plusieurs autres écrivains de physiologie : celui qui
regarde une femme qui se trouvait en 1714 dans
Charles-Town, ville des Etats-Unis de l'Amérique. On dit que cette femme était blanche et ma-
riée avec un blanc; après avoir eu commerce avec
son mari, duquel elle devint enceinte, elle com-
mença quelque temps après avec un esclave qui
était noir : on ajoute que, dans le terme ordinaire
de la grossesse, elle accoucha de deux jumeaux
dont le premier avait la couleur blanche et le
dernier la couleur noire. Vous direz simplement
pour expliquer ce fait, que si la femme renferme
dans sa matrice un, deux ou trois fœtus, deux
choses peuvent arriver en telle circonstance, ou
bien ces deux, trois fœtus ont été conçus avec le
secours de deux, trois ovaires dans un seul coït,
ou bien ils ont été engendrés l'un après l'autre dans
des accouplements différents. Vous direz qu'il
peut se faire que la femme se trouve tellement
abondante de vitalité dans son organisme que,

nonobstant qu'elle en eût employé une quantité suffisante dans la formation d'un fœtus, elle puisse encore en fournir autant pour en former un second et pour former deux jumeaux dans un seul accouplement.

Ainsi, ayant établi que le fœtus résulte de la réunion de la vitalité qui se détache de tous les points des corps des accouplés, vous expliquerez encore facilement le fait si souvent observé en pratique, que le fils ressemble tellement à un des géniteurs que non seulement il se trouve être affecté des mêmes affections maladives, mais qu'on le voit encore hériter de leurs défauts organiques. En effet, on voit souvent naître d'un père qui manque d'un membre un fils qui en est aussi privé, par exemple, d'un père d'une jambe courte un fils avec une pareille jambe. Vous direz à cet égard que s'il est indispensable que la vitalité soit détachée de tous les membres des accouplés pour donner principe à la formation d'un être nouveau, le membre qui manque à l'un d'eux, ne pouvant pas contribuer dans le coït pour sa portion de principe de vie à cette formation, manquera également au fils, et il sera obligé de traîner sa vie affecté des mêmes vices.

FONCTIONS VITALES DE CONSERVATION INDIVIDUELLE.

Parmi les fonctions dont le but principal est la conservation de l'individu, nous devons admettre la digestion, la respiration, la sécrétion de laquelle je vous ai donné des notions en parlant des glandes, et l'assimilation. Pour vous procurer ensuite l'avantage de voir ces fonctions s'effectuer, comme nous l'avons fait par le passé, autant dans l'homme charbon que vous avez formé que chez les animaux que vous pouvez examiner tous les jours, je tâcherai de vous en donner une exacte description, et je commencerai par examiner la digestion.

L'organe de la digestion est l'estomac. Quoique cet organe soit souvent aidé dans ses fonctions par la rate, on appelle digestion l'opération et le temps qui est nécessaire aux substances alimentaires qui ont été ingérées par les animaux à être pénétrées de la vitalité que ce même organe fournit : c'est par ce moyen seul que ces substances peuvent être changées en parties vivantes de l'animal. L'importante opération appelée digestion a lieu chez les animaux lorsque toute la vitalité mobile que leur machine peut fournir, en vertu d'une disposition particulière attachée à leur organisme, se concentre et se réunit dans l'estomac et dans la rate de l'individu ; la quantité plus ou moins grande de cette vitalité mobile fait sentir alors dans l'organe de la digestion le besoin plus ou moins grand qu'éprouve l'animal pour se nourrir, ce qu'on appela appétit ou faim. Lorsque l'individu est pressé par la faim ou par l'appétit, il est porté par un mouvement naturel à introduire par la bouche dans son estomac les substances alimentaires qu'il a pu saisir ; il mâche d'abord ces substances et les mêle à une petite portion de salive et d'air, les fait ensuite descendre, ainsi préparées, dans l'estomac, au moyen de l'œsophage. Lorsque le bol alimentaire est arrivé dans la cavité de l'estomac, les membranes qui composent cet organe font des mouvements opposés de contraction et de distension, suivant la direction de leurs fibres longitudinales et transversales, pour le serrer de toute part, et ces mouvements sont plus ou moins grands suivant qu'est plus ou moins grande la force contractile des fibres ; mais je vous fais observer ici que l'espèce de bouleversement auquel est sujet le bol alimentaire dans cette circonstance, d'après notre système, a pour but unique de faire pénétrer la vitalité mobile que nous avons dit être réunie dans l'organe de la digestion et être la seule cause qui porte la sensation de l'appétit dans les membranes de l'estomac ; et vous observerez à ce propos que, seulement lorsque toute la vitalité mobile dont l'estomac était dépositaire aura été absorbée par les mêmes substances alimentaires, on pourra juger que la digestion a été achevée, parce que ce n'est qu'après l'accomplissement de cette circonstance que l'appétit de l'animal peut s'apaiser.

Ainsi les sucs gastriques, la bile et le suc pancréatique ne seront autre chose, d'après notre manière de voir, que des fluides animalisés que la nature a eu soin de placer auprès de l'organe de la digestion, seulement à l'effet d'aider la pénétration et l'union dans la masse alimentaire du même principe de vie que ces sucs fournissent et dont ils ont été expressément doués. Vous connaîtrez enfin que ce n'est qu'après avoir éprouvé un bouleversement plus ou moins prolongé dans l'estomac pendant la digestion, que la masse alimentaire peut être pénétrée en tout ou en partie de la vitalité que cet organe fournit et par les fluides animalisés qui sont préparés dans les glandes; que, seulement dans cet état, elle peut faire partie vivante de l'animal et lui être homogène, parce que seulement alors les vaisseaux absorbants des intestins peuvent avoir sur elle de l'action, pour être devenue dans quelque portion convenable à leur vie. Vous observerez, en effet, que l'autre portion, qui n'a pas été pénétrée de vitalité

pendant les procédés de la digestion, est refusée par les mêmes vaisseaux lymphatiques des
intestins, parce qu'au lieu d'être homogène elle
devient partie hétérogène à la vie, et parce que,
comme telle, elle doit s'évacuer sous la forme
d'excrément ou de matière fécale.

D'après cette théorie, si un aliment ne peut être
digéré, vous connaîtrez que cela veut dire que la
substance alimentaire qui charge l'estomac de
l'individu ne peut être pénétrée par la vitalité
mobile que cet organe fournit. Si la digestion est
difficile ou pénible, vous connaîtrez que cela veut
dire que l'aliment qui aura été soumis à l'action
de l'estomac avec difficulté pouvait être pénétré
par la vitalité que cet organe peut fournir ; mais,
pour savoir de quelle manière la rate peut aider
l'estomac dans ses fonctions, il nous faudra faire
attention que lorsque l'estomac se trouve dans
l'état de vacuité il est ordinairement très resserré
et très ridé. Vous devez considérer que l'estomac, dans cet état, ne serait pas capable de contenir toute la vitalité mobile qui est nécessaire
pour pénétrer une grosse masse alimentaire dans
une longue digestion, attendu que le volume que
présentent quelquefois les matières nutritives qui
doivent être digérées excède celui que le même
organe occupe ; mais vous expliquerez cela si vous
considérez que, dans ces cas, la vitalité qui s'était

réunie dans la substance propre de la rate afin
d'aider la digestion fait un prompt passage dans
les membranes de l'estomac dans le temps de la
digestion, au moyen de l'adhérence intime qu'ont
entre eux ces deux organes, et que c'est de cette
manière que la rate peut suppléer au défaut de
vitalité qui peut avoir lieu dans l'estomac, toutes
les fois que ce principe de vie est nécessaire pour
l'entier perfectionnement de la digestion.

Vous apprendrez, d'après cela, que les fonctions de la rate dans l'économie animale et les
usages auxquels elle fut destinée sont ceux de
retenir dans sa propre substance une portion de
vitalité comme dans un réservoir, et de la fournir
ensuite à l'estomac en cas de besoin. Maintenant,
si par hasard vous n'avez pas été encore satisfait
en étudiant les théories qu'on vous a fait connaître
dans les écoles quant aux usages de cet organe,
vous le serez peut-être en étudiant celle-ci, parce
que vous en connaîtrez encore plus l'utilité lorsque vous en ferez l'application à la doctrine de
l'homme charbon.

D'après les notions que je viens de vous donner
sur les fonctions de l'estomac, vous observerez
que les aliments digérés et imbus du pricipe de vie
qui pénètre les animaux, suivant les procédés de
la digestion, deviennent le milieu le plus propre
pour le séjour et pour la circulation de la vitalité

générale, comme votre homme de charbon noir, après lui avoir communiqué le feu, est devenu le milieu le plus propre pour le séjour et la circulation de la rougeur et de la chaleur. Vous établirez par conséquent que le chyme, le chyle et tous les fluides dont se composent les animaux, pour avoir été pénétrés du même principe de vie pendant la digestion, doivent être en tout semblables à toutes les autres parties des mêmes êtres. Ainsi, appuyé sur ces mêmes principes, on doit appeler et considérer leur masse de sang comme chair coulante, non seulement à cause des matériaux chimiques dont elle est composée, mais aussi à cause des usages auxquels elle fut destinée dans l'économie animale. Tout le monde sait, en effet, que le sang est fluide dans l'état de vie, c'est-à-dire lorsqu'il circule au milieu des parties vivantes des animaux; qu'il se coagule seulement lorsque la vitalité qui le pénètre commence à s'évanouir, étant regardé dès lors comme séparé des parties vivantes, comme partie morte. Mais tout le monde connaît aussi que sa fluidité est nécessaire dans l'économie animale, attendu que la circulation de plusieurs matériaux ne pourrait pas s'effectuer si toutes les parties qui la composent avaient la même consistance. Vous trouverez nonobstant cela que, si la circulation est nécessaire, attendu que par ce seul moyen s'effectuent les sécrétions chez les

animaux et l'accroissement de leurs parties, on doit
aussi considérer comme nécessaire le mouvement
du sang dans ces mêmes êtres, parce qu'il est le
moyen le plus convenable dont la nature se sert
pour distribuer le principe de vie dans toutes les
parties de leur corps, attendu que l'assimilation
chez les animaux, au lieu d'être placée dans le
nombre de leurs propriétés vitales, d'après notre
avis, se serait déjà effectuée au moment que la
substance alimentaire aurait été pénétrée par la
vitalité de l'estomac et au moment qu'elle aurait
été transformée en partie vivante : l'accroissement progressif de toutes les parties qui composent le corps des animaux serait une particularité
de ces êtres organisés, en vertu de laquelle ils
auraient l'apparence d'être imperceptibles dès leur
commencement, d'être en bon état dans leur parfait accroissement et de devenir grêles dans leur
décadence.

Mais que penserez-vous, à ce propos, de certains
individus de l'espèce humaine qui ont pu rester
sans prendre aucune nourriture pendant plusieurs
mois et même pendant des années entières, dont
on a vu plusieurs exemples de nos jours? Quelle
idée aurez-vous d'Anne Garbero, femme céliba-
taire, âgée de 40 ans, dont les journaux parlèrent,
décédée le mois de mai de l'an 1828 à Raconigi,
et dont l'estomac était tellement dépourvu d'appétit

qu'on assure qu'elle a pu vivre pendant deux
ans et six mois sans prendre aucune sorte de
nourriture? Que direz-vous des autres faits con-
statés également de nos temps : de Marie Herbelot,
du village de Morlay, jeune femme de 26 ans qui,
étant atteinte de catalepsie, a pu rester dans la
même position sans prendre aucune nourriture
pendant 250 jours; d'Engeltje, fille encore vivante,
âgée de 42 ans, née à Scheredam et demeurant
au village de Pinacke près de la Haie et de Delf,
à l'égard de laquelle il fut constaté par la commis-
sion médicale du district qu'elle a resté huit ans
sans prendre aucune sorte de nourriture? Que
penserez-vous, au contraire, de ce grand nombre
d'individus qui mangent d'une manière tellement
extraordinaire que les aliments d'un seul auraient
pu suffire, en d'autres circonstances, pour satisfaire
l'appétit de dix ou de quinze autres personnes
d'un appétit ordinaire? Vous direz, pour ce qui
regarde le premier cas, que l'économie animale
des personnes qui peuvent prolonger leur absti-
nence pendant si long-temps est dépourvue, dans
certaines circonstances, de la vitalité mobile qui
forme l'appétit, ou qu'elle se trouve dans leurs
systèmes d'organes en fort petite quantité; qu'à
cause de cela, le principe de vie, ne pouvant pas
se réunir dans l'estomac de ces individus, ne peut
pas porter dans leurs organes le stimulus ordinaire

et le besoin de nourriture ; et vous direz que le
défaut de nourriture dans ces individus ne produit
point tous les mauvais effets que produirait, en
d'autres circonstances, la faim d'un individu vigou-
reux dont la vitalité mobile aurait été augmentée
en de justes proportions dans son estomac, parce
que la vitalité qui pénètre la matière animale des
premières personnes n'a pas besoin d'être renou-
velée pour la mettre en état de pouvoir conserver
son affinité avec la matière animale. Vous direz,
quant au second cas, que quoique la quantité d'aliments que reçoit l'estomac des grands mangeurs
soit extraordinaire, néanmoins la quantité de vitalité qui peut se réunir dans leurs organes digestifs
pendant le temps que leur digestion se perfectionne
ne peut être plus forte que celle qui se réunirait
dans les estomacs d'autres individus du même âge
et d'une même complexion, parce qu'on doit penser que seulement une petite portion de la masse
alimentaire , nonobstant le volume extraordinaire
qu'elle présente, est pénétrée par le principe de
vie dans ces cas, et reste vivifiée dans les estomacs
des grands mangeurs pendant le travail de leur
digestion, tandis que l'autre portion est sujète à
être évacuée comme matière hétérogène et sous
la forme d'excrément.

Si le sang ne diffère des autres parties molles du
corps que par son degré de fluidité (comme je vous

l'ai fait observer ailleurs), les propriétés vitales qui le caractérisent doivent, par conséquent, correspondre aux parties molles, sans différer en rien de celles des solides. Vous connaîtrez d'après cela que, de la même manière que le courant d'air que vous procurez à votre homme charbon dans le centre maintient en lui le degré de chaleur et de rougeur qui s'étend ensuite dans toute sa périphérie, de même le courant d'air qui s'introduit dans les poumons des animaux au temps de la respiration maintient la vie dans toute leur machine, en s'étendant du centre à la périphérie au moyen de la circulation; et vous connaîtrez aussi que, de la même manière que l'estomac, dans le travail de la digestion, devient le centre de toute la vitalité mobile que peut fournir l'individu, lequel principe de vie se répand ensuite dans le sang pour réparer la perte de la substance propre du corps à l'égard des solides, de même le poumon, pendant la respiration, devient aussi le centre de la vitalité qui est en circulation et de celle qui doit servir à réparer les pertes du corps à l'égard des parties transpirables.

Vous observerez que comme le soleil qui est l'ame du monde a besoin du milieu de l'air pour animer les êtres organisés qui sont répandus sur la terre ou pour porter sur eux ses effets bienfaisants, ainsi ces êtres organisés qui existent sur la terre ont besoin du même milieu pour prolonger leur existence. Vous ne serez donc pas étonné d'apprendre que la vie des animaux ne peut subsister long-temps sans l'influence de ce milieu ou sans l'influence de l'air, attendu que cet air leur est nécessaire pour le maintien d'un certain degré de chaleur dans leur sang et pour la conservation de leur vie. Vous trouverez ensuite que le même astre fait son mouvement annuel, dans le cours duquel se distinguent les quatre saisons ; or, vous comparerez ce mouvement au cours de la vie chez les individus de l'espèce humaine, et vous comparerez les quatre saisons aux quatre âges. Vous trouverez en outre que le soleil exécute son mouvement diurne régulier dans lequel on remarque le jour et la nuit ; vous comparerez ce même mouvement diurne régulier au mouvement du sang qui est vivifié régulièrement par l'air introduit dans les poumons, moyennant lequel s'exécute le changement du sang rouge en sang noir, qu'on peut comparer aux ténèbres de la nuit et à la clarté du jour.

On vous aura appris que l'air atmosphérique qui est introduit dans les poumons au moyen de l'inspiration se trouve de suite décomposé par la vitalité que ces mêmes organes contiennent, et que l'oxigène que le même air fournit, en se mêlant avec le sang, contribue à maintenir ce

dernier dans le degré de fluidité qui le distingue
des autres parties vivantes du corps, dans celui
qui lui est indispensable pour effectuer sa circulation. Je vous démontrerai maintenant, contre l'opinion généralement reçue, que ce n'est ni le cœur ni
les tuniques dont se composent les artères et les
veines qui donnent réellement le principe du mouvement aux parties fluides et au sang des animaux
en particulier, mais bien plutôt la force de contraction qui est inhérente au *cruor* ou à la partie
charnue qui compose le même sang, parce qu'étant
considéré par nous comme une portion de chair
coulante, vous devez aussi croire ce même fluide
animal doué de la propriété contractile comme le
sont les autres parties molles et musculaires du
corps, et vous devez croire par analogie que cette
faculté de se contracter s'effectue dans la portion
du sang appelée fibrine, de la même manière que
vous la voyez s'effectuer dans les fibres musculaires
des autres parties de l'économie animale. Cela
vous portera nécessairement à reconnaître que la
contractilité qu'on observe dans le sang est ce
qui produit le battement des artères chez les animaux et ce qui forme toutes les variations qu'on
observe dans le pouls, parce que vous trouverez,
d'après notre manière de voir, que ce qu'on appelle
pouls, chez les animaux, n'est qu'un mouvement
alternatif de dilatation et de contraction qui se fait

sentir dans la partie charnue de leur sang. Si vous
désirez une preuve de mon assertion, qui vous pa-
raîtra un peu étrange, vous n'avez qu'à considérer
un instant comment il serait possible d'expliquer,
sans l'aide de la doctrine de l'homme charbon, un
fait observé souvent en pratique, je veux dire la
non interruption de la circulation et de la pulsation
des artères pendant la vie d'un nombre d'individus vieux, dont on a trouvé les membranes des
artères ossifiées dans un trait plus ou moins long,
après la mort, et dont on a trouvé aussi le cœur
enduré et entouré d'excroissances.

Vous penserez par conséquent que les changements observés dans la contractilité du sang ou,
ce qui est la même chose, dans les battements
du pouls du malade, sont uniquement produits
par les variations que ce même fluide éprouve
dans la quantité de vitalité qui le pénètre, attendu
qu'il se trouve exposé à recevoir plus ou moins
de ce même principe de vie dans sa partie charnue,
suivant les cas maladifs plus ou moins graves.
Vous trouverez néanmoins, que les variations
qu'on observe dans la contractilité et dans la quantité de vitalité qui pénètre l'économie animale
sont plus sensibles dans les parties charnues des
fluides que dans les parties molles qui composent
l'organisme; et cela arrive par l'effet de leur fluidité
et de leur circulation nécessaire. Vous connaitrez,

en réfléchissant un peu, que le premier avantage qu'apporte la circulation du sang chez les animaux est celui de reporter de la périphérie du corps au centre la vitalité qui se trouve en circulation dans leurs organes, lequel principe de vie contribue de cette manière à accroître plus ou moins la con-tractilité dans sa partie charnue, d'où l'on peut juger ensuite l'état du malade. L'autre objet, non moins essentiel de la circulation, paraît être de distribuer tous les matériaux qui sont nécessaires aux glandes que nous avons dit être répandues dans le corps des animaux, pour qu'elles puissent exécuter leurs diverses excrétions : je vous ai déjà fait connaître comment ces excrétions s'effectuent, lorsque je vous ai parlé de l'influence qu'a le soleil sur les êtres organisés.

II.

DE LA PATHOLOGIE.

Après vous avoir appris ce que vous devez
penser à l'égard des nombreux phénomènes physiologiques que l'on observe dans notre homme en
état de santé, nous allons examiner une partie encore plus intéressante de l'art de guérir, c'est-à-dire
la pathologie. Je tâcherai de vous accoutumer à
voir, avec des yeux non moins indifférents, l'énumération des maladies qui peuvent affecter l'orga-
nismes des animaux et à méditer quelles sont les
merveilles de l'homme vivant, transformé par nous
en charbon allumé.

Si le sang est une chair plus fluide que les autres
parties charnues qui composent le corps des
animaux, comme nous l'avons dit en parlant de
la physiologie, si le même fluide ne diffère des
parties molles qui composent l'économie animale
en état de vie que par sa moindre consistance, vous
n'aurez point de difficulté à croire que les parties
qui le forment soient sujètes aux mêmes maladies

que les parties molles de la même économie animale, excepté aux maladies organiques.

Mais, si je vous apprends à établir comme principe de physiologie que le sang est doué des mêmes
propriétés vitales dont sont douées les autres parties du corps, et à établir de même pour principe
de pathologie que le sang est susceptible de toutes
les affections maladives auxquelles sont sujètes
toutes les autres parties de l'économie animale,
vous me demanderez peut-être sur quelles expériences sont appuyées mes nouvelles théories.
Quoiqu'on soit obligé d'avouer que les expériences
faites jusqu'ici sur ce sujet sont peu concluantes,
en convenant même que toutes les épreuves qu'on
a pu faire pour constater si le sang est tout-à-fait
doué de vie ou non aient échoué, je vous deman-
derai où ceux qui pensent autrement ont trouvé
des faits à l'appui de leur assertion. Si on a pu
seulement constater que les remèdes injectés dans
les veines des hommes produisent un effet narcotique ou émétique, comme s'ils avaient été introduits par la voie de l'estomac; si l'on trouve beaucoup de difficulté à appliquer des stimulus à la
masse du sang en état de vie et à l'assujettir à
des épreuves décisives, parce que ses propriétés
vitales, lorsqu'il se trouve en circulation, sont
toujours confondues avec celles des parties environnantes; que ferez-vous en cet état de choses?

Vous jugerez sans doute que la nature est toujours
simple dans sa marche, et vous serez plus disposé
à croire que la machine animale est composée d'une
seule substance, et que cette substance est éloignée de toute sorte de complication ; que, par
conséquent, toutes ses parties sont douées des
mêmes propriétés ; qne toutes sont pleines de vie,
et que toutes peuvent contribuer au même objet
qui est l'entretien de la vie ; de la même manière
que les propriétés de l'homme charbon sont les
mêmes dans tous ses membres allumés, et que,
de même, elles s'étendent sans complication dans
toutes les parties de son corps.

Vous jugerez que si la vitalité, comme principe
de vie et comme agent unique qui conserve l'organisme des animaux, est ce qui fait distinguer
les parties dans lesquelles elle se trouve réunie :
l'état de vie de celui de mort, l'état de vigueur de
celui de faiblesse, l'on doit encore faire dériver
de la mineure ou de la majeure affluence du même
principe de vie toutes les affections maladives qui
tendent à détruire la machine animale.

Nous avons établi, dès le commencement, que
la matière animale et végétale est pénétrée de vitalité dans ses parties, que le même principe de vie
est distribué dans tous les organes de l'animal
et du végétal dans la quantité nécessaire pour
faire agir leurs membres et pour faciliter l'exercice

de leurs fonctions, et que de la parfaite harmonie de ces fonctions il résulte la santé des individus. Il vous faut établir maintenant que toutes les fois qu'une cause quelconque contribue à déterminer un accroissement extraordinaire ou une diminution notable de vitalité dans les parties vivantes des êtres organisés, il en résulte alors des maladies caractérisées de vigueur ou de faiblesse, c'est-à-dire de sthénie ou d'asthénie, et que, si la diminution arrive jusqu'à la perte totale, il en résulte le dépérissement général et la mort. Vous trouverez, d'après cela, que l'état de l'homme que l'on appelle état de parfaite santé est l'état dans lequel la vitalité qui pénètre l'individu se trouve distribuée dans les parties fluides et solides de ses organes avec la répartition nécessaire pour en faire résulter sans empêchement le jeu de la vie. Mais, en dernier lieu, toutes ces considérations doivent servir à vous faire connaître que, si l'équilibre naturel de la vitalité vient à manquer dans la machine animale qui forme l'individu, l'on doit dès lors considérer ce défaut ou cette défectueuse répartition du principe de vie comme la source de toutes les affections maladives qui peuvent survenir. En effet, tous les êtres organisés sont susceptibles d'un certain cours de vie et sont exposés à perdre l'équilibre dans leur vitalité, tout comme l'homme de charbon est exposé à perdre le feu qui le pénètre.

D'après cela, cette perte d'équilibre doit être considérée comme cause unique de tous les dérangements qu'on observe dans leur organisme.

Après vous avoir donné par ce moyen quelques
notions sur la cause générale de toutes les maladies,
je commencerai d'abord par vous parler des affections maladives en particulier, sans m'occuper de
celles qui affectent les parties fluides qui sont en
circulation dans la machine animale, parce que
je vous ai fait connaître ailleurs que ces parties ne
diffèrent en rien des solides. Je partagerai en trois
différentes classes tous les désordres qui peuvent
arriver dans l'organisme des animaux. J'établirai la
première sur la diversité des parties de l'économie animale qu'ils affectent; j'établirai la seconde
sur la diversité de leur durée, et la troisième sur la
diversité de leur causes. Quant à la première, c'est-
à-dire quant aux maladies dans lesquelles nous
devons considérer les parties qui peuvent être affectées, elles seront subdivisées en maladies générales
qui attaquent tout l'organisme et en maladies particulières à un seul organe, qu'on appelle organiques parce qu'elles affectent une partie seule d'un
système d'organes; quant aux secondes ou celles
dont nous devons considérer la durée, elles seront
encore par nous subdivisées en chroniques et en
aiguës, suivant le sens généralement reçu; quant
aux troisièmes, nous adopterons la division déjà

connue à cet égard, et nous les diviserons en maladies sporadiques, endémiques, épidémiques et contagieuses.

DES MALADIES ÉTABLIES SUR LA DIVERSITÉ DES PARTIES QU'ELLES AFFECTENT.

Les maladies que nous appelons générales sont celles qui affectent toute la machine animale en général ou celles qui ne réunissent dans aucun point fixe l'ensemble de leurs symptômes, comme, par exemple, les fièvres. Au contraire, les maladies organiques sont non seulement celles qui portent quelque changement dans la substance de l'organe affecté, mais aussi celles qui suppriment et qui détruisent dans la partie malade les propriétés vitales organiques, par exemple, la sensibilité et la contractilité; vous trouverez, par conséquent, que ces sortes de maladies, dites organiques, ne peuvent dans aucun cas présenter les mêmes caractères que les maladies aiguës, parce que, toutes les fois qu'il y a quelque lésion d'organes ou que leur substance est altérée, la maladie suit toujours une marche chronique et non aiguë, excepté les cas dans lesquels quelques petites blessures attaquent le tissu cutané.

Ainsi vous ne devez pas considérer comme maladies organiques les inflammations tant internes qu'externes des organes dans le temps qu'elles parcourent leur première période, parce qu'on observe ordinairement qu'à la fin de ce terme le tissu de ces organes n'est altéré ni par la suppuration, ni par aucune des terminaisons de ces maladies. Mais pour mieux connaître cela, vous devez considérer que, suivant notre manière de voir, les phlegmasies de toutes les espèces sont formées par un recueil extraordinaire ou par la réunion contre nature d'une portion de vitalité mobile dans un organe; que cette réunion maladive de vitalité dans une partie de matière animale peut se dissiper dans la première période de son cours, sans laisser aucune offense dans le tissu de l'organe affecté, et qu'elle peut produire la suppuration et la gangrène à la fin de la maladie. Au nombre des maladies organiques qui dépendent de la suppression et non de la destruction des propriétés vitales des organes, vous mettrez celles dans lesquelles on observe un défaut de contractilité et de sensibilité pour un temps assez long, et non celles où l'on remarque une simple altération dans les propriétés vitales de peu de durée. Ainsi seront maladies organiques de cette nature l'émiplégie, l'atrophie, la paralysie, l'atonie complète, et ne le seront point le spasme et les simples convulsions.

7

DES MALADIES ÉTABLIES SUR LA DIVERSITÉ
DE LEUR DURÉE.

Si la maladie, dès son invasion, est plus prompte dans ses effets et que, dans sa durée, elle n'excède pas les quarante jours, une telle affection est du nombre des maladies qui furent appelées aiguës; si elle dépasse les quarante jours, si sa marche est plus lente, l'affection est du nombre de celles qui furent appelées maladies chroniques. Quoique la division des maladies qui ont pour base leur durée semble au premier abord ne pouvoir porter aucun avantage au diagnostic et au traitement des mêmes affections, je vous ferai voir bientôt que, suivant notre système, elle peut beaucoup contribuer à éclairer la connaissance de leur cours nécessaire et de leurs crises.

Vous devez admettre pour principe que les maladies aiguës, ainsi que toutes les autres affections maladives qui peuvent attaquer l'économie animale, reconnaissent pour cause l'équilibre perdu du principe de vie qui pénètre la matière animale de l'individu. D'après cela, vous connaîtrez que toutes les maladies qui furent appelées aiguës, ou sont produites par un accroissement de vitalité dans une partie du corps et que cet accroissement cause les phlegmasies locales, ou qu'elles sont produites par un défaut de la même vitalité dans la partie charnue du sang et que ce défaut cause alors les maladies générales appelées fièvres. Quant aux maladies qui attaquent toutes les parties du corps, appelées chroniques, vous jugerez que, si elles sont organiques, elles ont leur source dans le défaut de vitalité qui est inhérente à la partie affectée; que, si elles ne sont pas organiques, leur principe naît de l'excès ou du défaut de vitalité qui peut exister dans tous les systèmes d'organes affectés.

Mais faites attention que, suivant notre théorie, ce que nous appelons cours nécessaire des maladies aiguës n'est autre chose que le temps que la vitalité emploie pour reprendre son équilibre perdu et pour se distribuer d'une manière uniforme dans tous les membres des individus; dans cet intervalle de temps nécessaire, la vitalité suit une certaine marche régulière. On voit arriver, en effet que, si la réunion de vitalité qui s'est faite dans une partie du corps est en petite quantité, alros la maladie se termine à la fin du septième ou dans le huitième jour avec la crise; que si la réunion morbifique est plus grande, elle fait sa terminaison au bout de quinze jours et, dans le plus long délai, à la fin de vingt-un. Après ce terme, ou l'affection prend les caractères des maladies chroniques, ou le malade ne peut plus résister à la force du mal. Dans ce dernier cas, la quantité de vitalité qui occupait l'organisme de l'individu, dès l'invasion de la maladie, n'était pas suffisante pour remplacer le défaut de vitalité dans sa machine.

Vous connaîtrez pour quelle raison les maladies chroniques n'ont pas le cours régulier qu'ont les affections aiguës, en considérant que, dans les affections chroniques, la vitalité n'a pas la force de s'équilibrer de son propre mouvement comme dans les maladies aiguës, et en considérant que, toutes les fois que le principe de vie reprend son équilibre dans les maladies chroniques, cela ne peut avoir lieu que moyennant les secours des remèdes appropriés, parce que, dans ce dernier cas, l'affection est causée par un défaut de vitalité inhérent aux organes, peu susceptible d'être remplacé. En partant de ces principes, vous connaîtrez pour quelle raison, dans le traitement des maladies aiguës, les secours de l'art sont peu avantageux, et pour quelle raison, au contraire, les maladies chroniques sont les maladies où la médecine fait mieux connaître son empire et le médecin son habileté. Mais je me réserve de vous donner à ce sujet de plus grands éclaircissements en vous parlant du traitement de toutes les affections maladives dans la thérapeutique.

DES MALADIES ÉTABLIES SUR LA DIVERSITÉ
DE LEURS CAUSES.

Les causes des maladies en général sont tous les agents qui, étant capables de porter une action soit interne, soit externe sur l'économie animale, peuvent contribuer de quelque manière à faire perdre l'équilibre de sa vitalité. Vous connaîtrez en bien réfléchissant qu'il existe deux causes principales qui peuvent donner lieu à cette perte d'équilibre chez les êtres organisés : le défaut de principe de vie dans la masse du sang de l'individu, qui a lieu lorsque ce fluide n'a pas été suffisamment chargé de vitalité dans la digestion, et l'inconstance des saisons, qui peut de même contribuer à déranger les mouvements de la vitalité dans les animaux.

Je ne vous parlerai point ici des maladies sporadiques ni des affections héréditaires, parce que vous connaissez assez les causes particulières de ces affections ; mais je vous ferai examiner tout ce que nous venons de dire à l'égard des causes générales des autres maladies, en insistant davantage non seulement sur la connaissance des causes des maladies endémiques, épidémiques et contagieu-

ses, mais encore sur ce qui concerne la connaissance de la nature et de la qualité du virus.

Les maladies endémiques sont celles qui sont
produites par une cause attachée au pays et qui
ne peut s'en éloigner sans s'évanouir, comme, par
exemple, l'air altéré qui se dégage des eaux sta-
gnantes et bourbeuses. On prétend aussi faire
dériver la cause de ces maladies de l'altération de
tout l'air atmosphérique qui entoure les pays et de
la perte de la portion d'oxigène qu'elle doit avoir;
mais vous observerez que, dans ces circonstances,
quoique l'air devenu moins propre à la respiration
puisse contribuer de sa part à leur production, ce
qui leur donne l'entier développement c'est surtout
le changement des saisons et les désordres qui
arrivent dans l'atmosphère, parce qu'en effet on
voit paraître ces maladies dans certaines saisons
plutôt que dans telle autre. Les maladies endémiques se manifestent lorsque l'air peu respirable,
qui est la cause primitive de ces affections, ne
peut fournir aux individus tout l'oxigène qui est
nécessaire pour entretenir le principe de vie dans
leurs fluides; alors, la partie charnue de leur sang
étant appauvrie de vitalité, il est difficile à leur
estomac d'effectuer une bonne digestion. De tout
cela il résulte que le défaut de vitalité, qui a lieu
d'une manière presque insensible dans la partie
charnue du sang, produit enfin tout d'un coup

les symptômes qui sont propres aux fièvres endémiques.

Vous trouverez de même que les maladies épidémiques en général, sans parler de leurs caractères
contagieux, reconnaissent pour cause le défaut
de vitalité dans la partie charnue du sang des
individus. La seule différence remarquable qu'on
observe entre les maladies endémiques et les maladies épidémiques est uniquement dans l'insta-
bilité et dans la stabilité de leurs causes; attendu
que, d'après ce que nous venons de dire, la cause
qui produit les maladies endémiques est toujours
attachée au pays et celle qui produit les maladies
épidémiques est susceptible d'en être enlevée.
Mais ce qui prouvera davantage la vérité de notre
théorie, ce sera l'analyse que vous pouvez faire
dans les histoires de tout ce qui a précédé les
épidémies qui ont fait des ravages dans l'espèce
humaine. Si vous voulez en effet en étudier toutes
les circonstances, vous trouverez que souvent les
saisons antérieures à l'invasion de la maladie
furent loin de suivre leur cours ordinaire : ainsi,
par exemple, dans quelques cas, le froid de l'hiver
n'avait guère surpassé celui du printemps, et la
chaleur de l'été avait été égale à celle de l'automne;
vous trouverez que des grandes pluies avaient
trop mouillé la terre, et que des vents extraordi-
naires avaient trop balayé l'atmosphère; vous

trouverez, enfin, que des épidémies se sont manifestées dans les armées et dans les villes après une
longue disette et après un défaut d'aliments ; et,
sans aller bien loin, vous en aurez un exemple
dans l'histoire particulière de la ville de Gènes,
dont plusieurs de vos amis, encore en vie, peuvent
vous faire connaître toutes les circonstances. On
vous dira que la cause de l'épidémie qui se manifesta dans cette ville, à la suite du siége qu'elle
soutint dans l'année 1800 contre les efforts des
armées coalisées, ne fut point l'atmosphère viciée,
mais le manque d'aliments pendant le *blocus* et,
encore plus, leur qualité altérée; et, pour vous conformer à l'avis de ceux qui se trouvaient présents
à ce triste fléau, vous penserez que l'épidémie, au
lieu d'arriver pendant le siége, se manifeste après
la disette, parce que le défaut et la mauvaise qualité
de nourriture qui avaient porté dans les individus
une diminution progressive de vitalité et une pauvreté considérable dans le sang pendant le *blocus,*
purent manifester ensuite leurs effets pernicieux
dans le temps de la plus grande abondance en produisant la fièvre épidémique. Ainsi vous établirez
que les disettes qui précèdent les épidémies sont
les véritables causes de ces affections; vous penserez que cela doit arriver par la raison déjà expliquée, c'est-à-dire parce que le manque d'aliments
et leur qualité altérée portent toujours pendant la

digestion un défaut de vitalité dans la chair du sang de l'individu, et parce que l'espèce de vide qui se fait alors dans sa machine doit se manifester d'une manière lente et seulement après un temps plus ou moins long dans la prochaine saison, attendu que seulement de ladite perte d'équilibre peuvent dériver toutes les fièvres épidémiques dans certains pays qui peuvent avoir ensuite les caractères contagieux et non contagieux.

Vous n'admettrez point dans le nombre des maladies épidémiques celles qui dépendent de la seule contagion des objets pestiférés, sans qu'il existe dans l'individu atteint aucune disposition à lui faire contracter la maladie par d'autres voies, parce que ces sortes de maladies méritent plus le nom de peste que celui d'épidémie.

Après vous avoir donné quelque exemple capable de vous persuader que le défaut de vitalité qui peut avoir lieu dans le sang est la source ordinaire des maladies épidémiques et endémiques, je vous ferai connaître comment l'inconstance des saisons et les variations de l'atmosphère peuvent être considérées aussi comme causes de ces maladies. Supposez pour un moment que, dans une région quelconque, la diminution notable de la récolte ait produit une grande disette des vivres parmi les habitants des mêmes contrées; vous conviendrez que les causes qui auront porté leur

action sur les végétaux pour déterminer dans les
campagnes la perte de la récolte doivent dériver
des changements irréguliers des saisons et de l'atmosphère, parce qu'on n'en connaît point d'autre
qui puisse agir sur les végétaux au point de rendre
infructueuse une grande étendue de pays. Or, s'il
y a beaucoup d'analogie entre les animaux et les
végétaux, si les uns autant que les autres souffrent
des changements des temps, la même cause qui
aura occasioné la perte de la récolte, en portant
son influence sur les végétaux, sera suceptible
de porter aussi l'épidémie parmi les habitants
d'une étendue de pays, et pourra agir d'une manière délétère sur la vitalité des animaux qui habitent les mêmes régions, si l'on ajoute la disette
des vivres qui seule peut porter ce défaut de vitalité, cause primaire des épidémies.

Vous observerez en lisant les relations des contagions qui ont ravagé plusieurs villes de l'Italie;
que, dès leur apparition, les médecins chargés de
les reconnaître manifestèrent souvent des opinions
diverses; vous trouverez que, dans quelques cas,
ils n'ont pu que très difficilement s'accorder entre
eux pour établir si la maladie était simple épidémie, si elle était épidémie contagieuse ou si elle
était une véritable peste. Mais, en réfléchissant sur
la nature de la question, vous verrez que cette
confusion, lorsqu'il s'agit de rendre un jugement,

arrivera toujours jusqu'à ce que l'on ait fait sur ce
sujet des observations exactes et tant qu'on ne vou-
dra pas examiner sans esprit de prévention toutes
les diversités non équivoques qui existent entre
les trois affections ci-dessus, qui malheureusement
peuvent attaquer dans le même temps et conjointement l'économie animale.

Pour votre instruction, si jamais il vous arrivait
d'être obligé de donner votre avis sur cette matière, je vous conseille de poser pour principe
que la peste est seulement capable d'être communiquée au moyen du contact médiat et immédiat
d'un individu à un autre; que, d'après cela,
l'affection ne peut jamais attaquer les individus
qui ne sont point exposés au contact des objets
pestiférés. Vous réfléchirez que l'épidémie contagieuse est une maladie dont la cause générale
peut étendre son action sans le concours de la
contagion sur la généralité des malades, et dont
les symptômes caratéristiques peuvent se développer autant par le contact d'un individu sain avec
un individu malade que sans l'intervention de ce
contact. D'après cela, vous tâcherez surtout de
constater si les individus attaqués de la maladie
le sont par l'effet de la cause générale qui a pu
agir sur toute la masse de la population ou par
l'effet du contact, qui est une cause particulière à
l'individu. Vous considérerez que l'épidémie non

contagieuse est une maladie dont la cause a porté son action sur la généralité des malades, et dont les symptômes sont tout-à-fait analogues à ceux de l'épidémie contagieuse; mais que ces mêmes symptômes peuvent se développer chez plusieurs individus d'une population dans le même temps, dans la même maison, dans la même rue, sans qu'on puisse constater que la maladie a été communiquée aux individus au moyen du contact.

Que direz-vous du choléra-morbus, de cette redoutable maladie originaire des Indes-Orientales, connue auparavant dans nos pays comme maladie sporadique; mais qui, à la suite des guerres et des communications des troupes russes avec les Persans, fut apportée par les premiers dans leurs régions, et des pays du nord communiquée successivement à toutes les capitales et aux principales villes de l'Europe, à la ville du Caire en Afrique, et qui ne cesse encore aujourd'hui de ravager les villes les plus peuplées de d'Italie? Vous ne la rangerez pas parmi les maladies sporadiques, parce qu'elle attaque de grandes populations en même temps et qu'elle n'a pas les caractères essentiels de ces maladies; vous ne la rangerez pas parmi les maladies endémiques, parce que la cause des maladies endémiques est attachée au pays où elles prennent naissance et qu'on ne peut concevoir comment cette cause, à l'égard du

choléra, a pu se déplacer de la Hongrie pour aller
à Londres, de Londres pour aller à Paris, de Paris
pour aller en Egypte, de l'Egypte pour aller à
Madrid, de Madrid à Barcelonne, à Marseille, à
Gênes, à Milan en Italie, où il se trouve maintenant
sans toucher les petits villages. Vous serez donc
obligé de la mettre parmi les maladies épidémiques.
La question qui, encore cette fois-ci, occupe les
médecins et les personnes de l'art qui ont été
dans le cas de la pouvoir examiner, est celle de
savoir si elle est simplement épidémique ou si
elle est épidémique contagieuse. Dans notre manière de voir nous avons dit que toutes les maladies contagieuses contiennent un virus ou, en d'autres mots, qu'elles sont causées par une altération
plus ou moins grande de vitalité. Or, cela posé,
vous expliquerez facilement, dans ce cas pratique,
comment cette altération de vitalité peut se propager au moyen du contact d'un individu à un autre,
comment elle peut s'étendre dans les villes les
plus peuplées, dans des pays éloignés les uns des
autres, et paraître en même temps dans des climats
opposés et dans des saisons différentes ; vous
expliquerez, au contraire, très difficilement comment les agents connus qui sont cause des épidémies non contagieuses peuvent se manifester
avec une progression lente, tantôt dans un climat
froid, tantôt dans un climat chaud, tantôt dans

une ville très peuplée, tantôt dans les campagnes qui l'environnent. Mais vous me direz que plusieurs faits et plusieurs expériences tentées à cet égard ont prouvé que le choléra n'était point une maladie contagieuse, parce qu'on a vu, dans la même maison des individus mourir de cette maladie et les autres membres de la même famille qui leur donnaient des soins n'en être pas atteints; qu'on a vu des personnes se coucher auprès des malades, se servir de leurs chemises, de leurs habillements, toucher leur salive, leurs excréments, sans contracter le mal. Je vous répondrai que si vous faites attention aux instructions que je vous ai données à cet égard, vous trouverez qu'il y a des individus chez lesquels la matière animale dont ils se composent a peu d'affinité avec la vitalité qui pénètre leurs organes, ou des individus dont la trempe de la matière animale est faible et dont la vitalité qui la pénètre est très susceptible de se mêler avec celle d'un autre individu.

Vous jugerez que la vitalité de tels individus, dans le choléra, doit être capable de s'unir à la vitalité dépravée des malades au moyen du contact, et que leur matière animale doit être susceptible de contracter le virus. Vous verrez, au contraire, qu'il y a aussi des individus formés d'une trempe plus dure ou dont la matière animale a acquis beaucoup d'affinité pour la vitalité qui les pénètre;

vous connaîtrez alors que ces derniers ne seront
point susceptibles de contracter la maladie au
moyen du contact de la vitalité dépravée des malades, et qu'ils peuvent s'exposer à toutes sortes
d'épreuves ; et cela arrive non seulement à l'égard
du choléra, mais dans la fièvre jaune, dans les
fièvres pétéchiales, relativement au degré de force
que le virus peut avoir et relativement au degré
de dépravation que peut avoir acquis la vitalité
des malades. Voilà pour ce qui regarde la question de savoir si le choléra que nous avons eu
parmi nous est contagieux ou non contagieux. Il
faut examiner maintenant si on peut trouver des
remèdes capables d'arrêter ses progrès terribles
et de traiter convenablement les individus qui en
sont atteints. J'observe à cet égard que les médecins, dans les pays où cette maladie a fait de grands
ravages, se sont bornés à calmer les symptômes et à
traiter la maladie d'après des méthodes différentes
selon leur manière de voir, mais qu'on a toujours
entrepris la cure de la maladie lorsque le virus
avait été communiqué aux individus, et je suis
étonné de ce qu'on n'ait pas mis en pratique
des moyens capables d'empêcher la communication de la vitalité dépravée aux individus sains
par des remèdes prophylactiques. Pour quelle raison, par exemple, n'a-t-on pas essayé de communiquer un miasme peu dangereux, celui de la gale,

aux personnes saines, dans la vue de les préserver d'une maladie plus dangereuse? Si la vitalité des individus sains est déjà préoccupée par un miasme, elle ne sera pas susceptible de l'être par un virus, de même que la vitalité occupée par le vaccin empêche le développement de la petite vérole: des expériences ont déjà prouvé que les cautères sont utiles dans la peste, que des personnes affectées par des maladies cutanées ont été préservées de la contagion dans des maladies contagieuses.

Mais, de même que votre homme charbon vous a appris de quelle manière il peut propager sa vitalité aux autres individus, de même il vous a fait connaître la grande propension qu'a le principe de vie pour former des êtres imparfaits; il contribuera aussi dans cette circonstance à vous faire comprendre ce qu'on doit entendre par virus et ce que c'est que la contagion : agents, tous les deux, qui tendent en raison inverse à détruire la vitalité dans les animaux et à anéantir leurs espèces.

Ce qu'on appelle virus dans les animaux est un degré plus ou moins sensible de dégénération dans leur vitalité, c'est-à-dire un principe d'hétérogénéité qui fait plus ou moins éloigner le principe de vie de son état naturel sans le priver de la propriété de pouvoir se propager dans les parties vivantes des autres individus; mais vous connaîtrez mieux cela en faisant usage de notre analogie. Vous savez d'abord que la chaleur et la rougeur qui se répandent dans le charbon ressemblent à la vitalité qui se répand dans la substance animale pleine de vie; vous savez aussi que la rougeur qui peut se propager d'une partie à l'autre dans votre homme est égale à la vitalité des animaux, laquelle peut être communiquée d'un individu à un autre. D'après cela, si on fait tomber sur quelque partie de votre homme allumé, soit une pincée d'oxide de zinc, soit une petite quantité de souffre, on voit aussitôt changer dans la partie affectée la couleur du charbon, et, de rouge qu'elle était, devenir verdâtre ou jaune; or, si vous essayez également d'approcher de votre homme allumé un autre charbon, vous verrez que la rougeur altérée de votre homme se communiquera à l'autre charbon. Ainsi, suivant notre analogie, vous parviendrez à connaître que la rougeur altérée dans votre homme plein de feu est la même chose que le virus ou la vitalité altérée dans les animaux; que la facilité qu'a cette rougeur altérée pour se répandre dans les autres charbons non allumés et pour les consumer est égale à celle qu'a le virus chez les animaux pour se propager dans la vitalité des individus sains et pour leur communiquer ses effets délétères.

Mais, si les auteurs qui ont traité de médecine

dans les temps passés n'ont pas fixé avec précision les maladies qui sont véritablement produites par des virus, s'ils ont pu seulement établir que le virus est le seul agent qui cause les symptômes de la maladie syphilitique, vous apprendrez, au moyen de notre doctrine, à admettre pour principe que toute maladie rangée parmi les maladies contagieuses doit contenir un virus, et que jamais il ne peut exister de virus dans les maladies qui ne peuvent pas être communiquées par le contact d'un individu à l'autre. Vous remarquerez cependant de notables différences dans cette espèce de dépravation de vitalité que nous avons appelée virus, qui résultent surtout de la manière dont celui-ci se communique et du degré d'altération qu'il peut porter dans l'économie animale de tous les animaux. En effet, vous vous rappellerez que nous avons établi ailleurs que la contagion dépend de la faculté qu'a la vitalité mobile de pouvoir s'unir au moyen du contact à celle des individus auxquels elle est communiquée; or, si le principe de vie, dans le temps que s'effectue l'union, se trouve tout-à-fait dans un état de pureté, il n'en résulte après le contact aucun effet apparent dans les vitalités des deux individus; mais si, au contraire, le principe de vie se trouve dans un état morbifique, il en résulte alors de très mauvais effets. Vous observerez de plus que lorsque, dans ce dernier état, le

principe de vie est communiqué à plusieurs individus de suite, alors les mauvais effets qu'il est
capable de porter à la vie des individus sont
plus ou moins pernicieux suivant qu'est plus ou
moinsgrand son degré de dégénération.

Le virus ou la dégénération de vitalité qu'on
remarque dans les animaux peut dériver chez les
hommes de différentes causes : il peut être l'effet de
tous les agents qui contribuent à produire les autres
maladies qui affectent l'économie animale. Aussi,
dans la seule vue de vous faire mieux comprendre
quels sont les effets délétères que le virus peut
porter dans l'organisme de tous les individus, j'ai
cru très essentiel d'établir une division raisonnée
entre ses différentes espèces ; j'ai donc cru nécessaire
de les diviser en virus qui naissent dans l'homme
et qui peuvent être facilement communiqués aux
autres hommes, et en virus qui naissent dans les
animaux et qui des animaux peuvent être communiqués aux hommes. En considérant la nature
de ces virus, on trouve que, dans la première et
dans la seconde classe, il y en a qui, par rapport
aux effets qu'ils peuvent porter à la vitalité saine
des individus, sont extrêmement nuisibles, et que
d'autres, par rapport aux mêmes effets, sont plus
modérés ; à cause de cela, je distinguerai volontiers
les premiers des seconds et je donnerai à ces derniers le nom de miasmes.

Parmi les virus qui naissent dans les animaux et qui des animaux peuvent être communiqués aux hommes, vous placerez :

1° *L'Hydrophobie.* — Vous comprendrez dans le nombre de ces affections non seulement l'espèce qui se manifeste dans les chiens, mais encore celle qu'on a vu naître dans les loups et qu'on a remarquée dans d'autres animaux.

2° *Le Venin de la vipère.* — Vous considérerez ce venin comme le virus le plus malin de tous ceux qui peuvent se développer dans les animaux indigènes des régions de l'Europe.

3° *Le Venin du serpent à sonnettes.* — Vous considérerez ce virus comme un des plus malfaisants parmi ceux qui se développent dans les animaux exotiques de l'Europe.

4° *Le Virus des pustules malignes.* — Ce virus est susceptible d'être communiqué, par les animaux morts du charbon, aux hommes qui, de leur état, sont vétérinaires, bouchers, tanneurs ou fermiers.

5° *Le Vaccin.* — Vous le classerez parmi ceux que nous appelons miasmes, c'est-à-dire parmi ceux qui, non seulement sont peu redoutables dans les effets qu'ils produisent dans l'organisme des animaux, mais qui, étant introduits dans la vitalité de l'homme, offrent un moyen admirable pour prévenir comme prophylactique une ultérieure dégénération.

Cet exemple, qui nous apprend qu'avec la communication d'un miasme moins nuisible dans ses effets on peut empêcher le développement d'un virus plus dangereux à l'économie animale, doit engager les médecins de tous les pays à tenter des expériences comparatives, afin de constater quels seraient, dans d'autres cas, les effets de tous les autres miasmes moins dangereux, s'ils étaient employés chez l'homme également comme préservatifs.

Dans l'autre division, qui comprend les virus qui naissent dans l'homme et qui de l'homme peuvent se communiquer aux autres hommes, vous mettrez :

1° *Le Virus syphilitique.* — Vous ne fatiguerez point votre cerveau pour rechercher si ce virus a toujours existé en Europe sous diverses formes, s'il y a été porté de l'Amérique, ou s'il a été formé lorsque les Français se trouvaient en Italie au siége de Naples; vous direz simplement que le virus syphilitique est un virus qu'on peut ranger parmi les plus dangereux de cette classe et dans lequel on reconnaît les caractères propres du virus à un haut degré. Vous connaîtrez par l'observation constante des faits, que la syphilis est une altération de vitalité qui s'est formée dans l'espèce humaine, de la même manière que se sont formés les autres virus.

2° *Le Virus qui peut se manifester dans les*

fièvres épidémiques. — Il faut observer que ces fièvres peuvent avoir lieu sans être accompagnées du degré de dégénération dans la vitalité que nous avons appelé virus. Si elles sont contagieuses, le virus peut faire beaucoup de ravages dans une extension de pays très considérable, sans que la maladie soit épidémique de sa nature, parce que, dans ces cas, elle peut se propager au moyen du contact sans que les signes généraux des épidémies se soient encore manifestés. Il peut exister dans le même pays et dans le même temps la fièvre épidémique accompagnée de virus et la fièvre épidémique qui n'est point accompagnée de virus : l'épidémie se manifeste alors dans un temps et dans un lieu avec les caractères contagieux, dans un autre temps et dans un autre lieu avec les caractères non contagieux.

3° *Le virus particulier qu'on observe dans la peste du Levant.*

4° *Celui qui peut se former dans la lèpre ordinaire.*

En continuant l'ordre que nous avons commencé à tenir dans ces instructions, après vous avoir donné connaissance des virus, je vais vous faire connaître quels sont ceux que vous devez admettre dans la classe des miasmes. Mais vous ne pourrez jamais vous former une idée des effets qu'apportent ces miasmes et de leur manière d'agir dans l'économie animale, sans rappeler à votre mémoire ce que nous avons établi ailleurs à l'égard de deux sortes de vitalité chez les animaux, dont l'une serait plus mobile et serait celle qui forme proprement l'atmosphère de l'homme charbon, et l'autre serait la portion de vitalité qui est toujours inhérente à la fibre primitive de l'animal et qui ne peut l'abandonner un seul instant sans qu'il s'ensuive les effets de la gangrène et de la mort. Ainsi, il vous faut poser pour principe que les espèces de virus que nous avons reconnus être moins malfaisants et que nous avons distingués des autres en les appelant miasmes, sont seulement susceptibles de s'unir avec la vitalité mobile qui entoure la peau et non à la vitalité fixe dans les organes, parce que, moyennant cette distinction, nous concevons plus facilement comment leurs effets sont plus paisibles et comment ils peuvent se limiter à la peau et à son atmosphère. Si vous convenez ensuite que les virus extrêmement nuisibles sont ceux qui sont susceptibles de s'unir plus ou moins promptement à l'autre vitalité fixe dans les organes, qui sont susceptibles surtout d'altérer leurs fibres primitives, vous comprendrez facilement comment ces derniers peuvent occasioner tous les maux dans l'espèce humaine, dont on voit des exemples dans les contagions.

Dans le nombre des virus moins malfaisants qui

naissent dans l'homme et qui peuvent se communiquer aux autres hommes, vous placerez le
varioleux, le morbileux, ceux qui causent la scarlatine, la teigne et la gale; et dans le nombre de
ceux qui naissent dans les animaux et qui des
animaux peuvent se communiquer facilement aux
hommes, vous admettrez seulement le vaccin
ou le *cow pox* de la vache. Quant à la manière
dont ces miasmes se communiquent au moyen du
contact médiat et immédiat aux autres individus
de la même espèce, vous la connaîtrez évidemment lorsque vous comparerez la vitalité mobile
de la peau à la rougeur et à la chaleur qui entou-
rent votre homme de charbon, et lorsque vous
comparerez la facilité qu'a le principe de vie pour
se dilater dans tous les corps animalisés de la
nature à la facilité qu'a le feu pour pénétrer toutes
sortes de matières. Vous savez que la chaleur est
susceptible de pénétrer tous les corps de la nature, mais que tous les corps de la nature ne
sont pas susceptibles de recevoir une altération
sensible par la chaleur; or, vous devez penser la
même chose quant à la vitalité qui pénètre la
matière animale : vous devez donc croire qu'elle est
susceptible de s'unir à tous les corps organisés de
la nature, mais que tous les corps organisés de
la nature ne sont pas disposés de manière à la
recevoir.

Nous avons dit que la vitalité est répandue dans la matière animale de tous les animaux ; vous devez concevoir que les divers degrés d'affinité et la facilité plus ou moins grande qu'elle peut avoir pour abandonner la matière animale constituent les divers tempéraments qu'on observe dans les individus. Après avoir reconnu que des divers degrés d'affinité que la vitalité peut avoir acquis pour la matière animale il en résulte l'état de santé, l'état de vie ou de mort, vous connaîtrez facilement en partant de ces principes que le tempérament qui peut prolonger la vie de l'individu au delà de cent ans est la même chose qu'une trempe particulière de la matière animale qui ne permet pas au principe de vie qui la pénètre de s'en séparer, sinon lorsque cette matière animale est arrivée à son dernier terme de dissolution ; que le tempérament frêle, et l'individu qui en est doué voit consumer sa vie à la fleur de la jeunesse, est une trempe de la matière animale dans laquelle le principe de vie dont elle est pénétrée a acquis peu d'affinité avec elle, et qui, pour cette raison, peut facilement l'abandonner ; que le tempérament appelé sanguin est une trempe de la substance animale dans laquelle la vitalité qui est inhérente à la partie charnue du sang domine la vitalité répandue dans toutes les autres parties ; que le tempérament nerveux est une trempe de la matière animale dans laquelle la vitalité mobile qui occupe le système nerveux domine la vitalité répandue dans les autres parties, ce qui contribue à produire une plus grande sensibilité et mobilité dans tout l'organisme; que le tempérament lymphatique est une trempe de la matière animale, dans laquelle le principe de vie qui pénètre ces parties est peu actif et sujet à abandonner facilement la partie muqueuse qui la compose, en rendant l'individu incapable de grands travaux.

Mais il existe dans l'organisme des animaux un tissu particulier, il y a c'est-à-dire dans leur économie animale une partie qui est de sa propre nature le point où se forme une plus grande union de principe de vie, et cette partie privilégiée du corps animal est le tissu formé par les vaisseaux artérieux et veineux destinés à recevoir le sang pendant le temps que ce fluide emploie à subir le changement du sang artérieux en sang veineux. Je suis de l'avis de M. le docteur Dzondi, professeur de Halle, quant à l'opinion que ces vaisseaux sont le siége ordinaire de toutes les phlegmasies, quoique je ne convienne point avec lui d'appeler cette partie *système plastique* (voyez à cet égard son ouvrage *De inflammatione aphorismorum,* 1814); mais, si j'étais obligé de créer de nouveaux termes pour rendre plus claires de nouvelles idées, dans l'état actuel des sciences médicales, je distinguerais cette partie en lui donnant le nom de *symphite des vaisseaux*. Quant aux faits exposés dans ce livre, non seulement il est vrai que cette partie de l'économie animale est le siége des inflammations locales et générales, mais encore que la symphite externe des vaisseaux est le siége ordinaire de tous les miasmes qui affectent les animaux, des pirexies et de tant d'autres maladies qui de tout temps attaquent l'espèce humaine.

Quoique vous ayez déjà reçu des notions suffisantes pour ce qui regarde la pathologie, néanmoins je ne pourrais parvenir au but que je me suis proposé au commencement sans vous donner le détail des principales affections maladives qui peuvent attaquer l'homme en particulier, parce que, privé de ce moyen, vous ne pourrez pas faire l'application de notre thérapeutique aux mêmes affections. Pour vous faciliter cette étude, j'ai cru à propos de vous mettre sous les yeux un traité de nosologie méthodique, analogue aux principes que nous avons posés dans notre pathologie. L'ordre que je me suis proposé de tenir dans l'énumération que je ferai de toutes les maladies, sera celui que jadis a tenu à Paris l'auteur de la *Nosographie philosophique*, M. Pinel, parce que je crois que sa méthode, entre toutes les autres, est la plus propre à développer notre doctrine. Si je commence par vous donner quelques notions

sur la véritable nature des fièvres, c'est parce
que je regarde ces maladies commé les affections
dont les médecins méconnaissent le plus souvent
les causes et la formation.

CLASSE PREMIÈRE.

DES FIÈVRES.

Les médecins de ces derniers temps, surtout en
Italie, ont dirigé leurs méditations sur le point
essentiel de connaître quel est l'état pathologique
de l'inflammation et si l'on doit appeler la fièvre
une inflammation générale ou une affection particulière d'un système d'organes. Ne vous atten-
dez pas à de longs raisonnements de ma part sur
cet objet. Restant fidèle à mes principes, comme
je l'ai fait en traitant des autres parties de notre
doctrine, je tâcherai de vous amener insensible-
ment à la connaissance des fièvres et des inflammations avec le seul secours des inductions et des
exemples dont nous avons déjà fait usage dans
le cours des présentes instructions. Quoiqu'on
ne puisse appliquer au sang, qui fait partie des
fluides des animaux, les mêmes lois hydrauliques
qui régissent les fluides inanimés de la nature,

parce que, dans le sang des animaux, ces lois sont modifiées par le principe de vie dont il est pénétré et par l'action des propriétés vitales des parties environnantes, néanmoins, lorsqu'on se propose de tenter des expériences afin de mieux connaître quels sont les mouvements qu'exécute la vitalité dans les animaux, toutes les fois qu'ayant perdu son équilibre elle veut le reprendre, l'on est toujours obligé de recourir à l'analogie. Figurez-vous donc à cet effet pour un instant que l'animal est transformé en une outre pleine d'une liqueur plus ou moins épaisse, par exemple, pleine d'huile; comparez ensuite cette liqueur au sang et à la vitalité qui pénètre la substance animale. Vous observerez dans cette supposition que si l'on fait une piqûre à l'outre de la même manière qu'on fait une blessure aux parties d'un animal vivant, on verra jaillir de l'ouverture une quantité plus ou moins grande du fluide qu'elle contient, et vous remarquerez que toutes les molécules qui composent le fluide font constamment un mouvement qui a pour but de remplacer le vide fait du côté de la piqûre. Vous observerez encore, en cette circonstance, que le désordre qui arrive dans les parties internes du même fluide est plus ou moins remarquable, suivant qu'a été plus ou moins grand le vide formé. D'après cela rien de plus facile que de comprendre de quelle manière un vide ou un

défaut de vitalité dans la partie charnue du sang
peut se manifester dans les individus affectés de
fièvre, et comment le même vide est capable de
porter ensuite dans la périphérie de l'individu
ou dans la symphite externe de ses vaisseaux un
mouvement susceptible de produire tous les symptômes des fièvres.

Mais, quoique la vitalité animale n'ait pas l'apparence qu'a la liqueur dans l'outre, quoiqu'elle se
montre dans notre homme charbon sous la forme
de rougeur, vous trouverez qu'on ne peut lui
refuser le caractère d'être mobile et de cher-
cher constamment à reprendre son équilibre lorsqu'elle l'a perdu, comme les autres fluides de la
nature. Vous observerez que, de la même manière
que l'huile contenue dans l'outre rejette l'eau et
toute autre substance qui ne lui est pas homogène,
ainsi le principe de vie dont est pénétré l'animal
rejette de son sein tout ce qui lui est devenu hétérogène. Vous connaîtrez, d'après cela, que les évacuations appelées critiques, qu'on observe souvent
à la fin des fièvres aiguës, telles que les sueurs et
les urines sédimenteuses, doivent être considérées
comme évacuations de ces sortes de matières devenues hétérogènes à la vitalité de l'individu, tout
comme est hétérogène l'eau qu'on introduit au
milieu de l'outre pleine d'huile ; et, comme ces matières occupent le vide formé dans la vitalité de

l'individu pendant la maladie, vous penserez à cet égard que la vitalité ne pouvant reprendre l'équilibre perdu qu'au moyen de leur expulsion, elle doit faire tous ses efforts pour l'exécuter à la fin des maladies aiguës.

Suivant notre doctrine, les symptômes qu'on observe dans les fièvres ont lieu chez l'homme lorsque les causes prédisposantes à ces fièvres, dont les principales sont les transpirations et les sanguifications altérées, influent sur son sang d'une manière capable à empêcher son entière animalisation. Vous trouverez qu'en ces cas la diminution du principe de vie dans le sang doit porter nécessairement un certain vide dans la circulation des fluides. Si la vitalité chez les animaux est égale à un fluide qui fait toujours des efforts pour reprendre l'équilibre perdu dès l'invasion des fièvres, il doit se manifester dans la vitalité de l'individu malade un accroissement de chaleur, une fréquence de pouls et une circulation plus accélérée. Si la vitalité qui pénètre la chair du sang est en parfait équilibre avec celle qui pénètre la symphite de la peau, alors la chaleur générale de l'individu est celle qu'on appelle chaleur naturelle ; au contraire, s'il existe un défaut de principe de vie dans le centre de la circulation, alors la chaleur et la vitalité doivent faire des mouvements pour reprendre leur équilibre : la chaleur doit augmenter dans les fibres de la symphite de la peau et produit ce qu'on appelle chaleur fébrile.

D'après ces considérations, vous comprendrez que les fièvres continues et celles dans lesquelles on observe peu de rémission sont toujours des affections qu'on doit placer parmi les maladies aiguës, et que, lorsqu'elles ont une bonne terminaison, on doit l'attribuer aux évacuations critiques qu'on y observe. Vous trouverez de même qu'elles ont constamment, comme les autres maladies aiguës, un cours nécessaire, régulier et dangereux à intercepter; vous verrez, enfin, que le temps régulier qu'emploie le même principe de vie pour établir son équilibre, est précisément ce que vous devez appeler cours nécessaire des maladies aiguës. D'ailleurs, quelle idée plus simple que celle-ci, pour expliquer d'une manière claire les phénomènes et les symptômes des fièvres, pourra jamais se présenter à votre imagination? D'après la théorie que je viens d'exposer, une de ces deux choses doit arriver dans le cours de ces maladies : ou le défaut de vitalité, que nous avons dit exister dans la partie charnue du sang, est remplacé par les efforts de la vitalité, ou il ne l'est pas. Dans le premier cas, vous direz que ce vide était occupé pendant la fièvre par toutes les matières hétérogènes qui composent les évacuations critiques; dans le second cas, ou lorsque le vide existant dans la chair du sang n'est pas remplacé par les efforts de la vitalité pendant le cours de la maladie, vous direz que le défaut de vitalité qui existe dans les fluides à l'égard des solides est trop considérable; que souvent le malade, en ces cas, doit succomber, et que sa chute doit arriver plus ou moins promptement, suivant qu'il y aura plus ou moins de différence entre le vide formé dans la chair du sang et la vitalité générale des solides : vous trouverez de plus que, dans cette circonstance, on n'observe point chez les malades les évacuations critiques qu'on observerait dans l'autre cas.

Après vous avoir fait connaître la nature des fièvres continues, en suivant l'ordre que je me suis proposé de suivre, je vous donnerai aussi les notions nécessaires pour connaître la nature des fièvres intermittentes et rémittentes; vous trouverez, à cet égard, que les unes autant que les autres, étant considérées comme affections très rapprochées entre elles, sont produites par les mêmes causes et soumises aux mêmes théories. Mais, quoique cela soit vrai quant à la manière dont elles peuvent se former et quant à la méthode préservative qu'on doit employer dans leur traitement, néanmoins vous savez que ce qui semble plus difficile à comprendre dans le cours de ces sortes d'affections est le phénomène souvent discuté de leur intermittence et rémittence régulière.

Mais, en considérant que l'alternative du jour et de la nuit, de la veille et du sommeil, nous a forcé à admettre dans la vitalité qui pénètre la matière animale un mouvement périodique qui oblige le principe de vie à passer des organes de l'animal à la partie charnue de son sang, et à distinguer la vitalité en partie mobile et en partie fixe, inhérente à la fibre primitive, vous connaîtrez quelle est la source de cette intermittence. Pour mieux comprendre ce qui arrive dans l'organisme pendant l'intermittence, il faut supposer que, dans ce mouvement régulier qui a lieu dans la vitalité mobile, un vide partiel occupe seulement la symphite des vaisseaux externes. Vous trouverez alors que tous les symptômes de la fièvre doivent se manifester avec une intermittence dans ces vaisseaux; que, dans un sens contraire, lorsque le vide partiel formé dans la masse du sang aura quitté la symphite de vaisseaux externes pour se concentrer dans le poumon, il doit s'ensuivre la rémittence ou l'apirexie. Quant aux autres fièvres chroniques, y compris celles qu'on observe dans les consomptions, vous jugerez de même qu'elles sont le résultat de l'équilibre perdu entre la vitalité qui pénètre les fluides et la vitalité qui pénètre les solides.

Si le défaut de vitalité qui peut avoir lieu dans les fluides de l'économie animale est la cause de toutes les fièvres qui peuvent se développer chez l'homme, vous trouverez tout simple, pour ce qui regarde leur traitement, que le seul moyen d'y rémédier doit être celui de remplir ce vide dangereux qu'on suppose exister dans la partie charnue du sang, soit au moyen de remèdes appropriés, soit aussi au moyen de bonnes digestions; mais, quoique à la vérité ces moyens soient les plus propres à employer pour parvenir au but qu'on se propose, les expériences journalières nous ont appris que, quant au premier moyen qui regarde l'emploi des remèdes, toutes les substances médicamenteuses, reconnues capables de produire un effet avantageux, l'ont produit seulement lorsqu'elles ont été administrées pendant l'apirexie, et que leur utilité ne se manisfeste que dans les fièvres intermittentes, parce que le mouvement morbifique de la vitalité pendant la pirexie ne permet pas aux remèdes d'agir sur la masse du sang, comme ils agissent dans les fièvres intermittentes, ni de remplir le vide que cause le désordre. Vous direz la même chose de l'autre moyen, c'est-à-dire des digestions; vous trouverez qu'elles ne peuvent point remplacer le défaut de vitalité qui existe dans le sang pendant la fièvre, parce que les digestions qui se font chez les malades dans le temps de la pirexie ne sont jamais complètes. D'ailleurs, vous connaîtrez mieux cette vérité en considérant que la vitalité mobile que l'estomac doit fournir en cette circonstance est distraite par le mouvement morbifique qui a lieu dans la vitalité de l'individu ; qu'à cause de cela elle ne peut pénétrer les aliments de manière à opérer le remplacement qui est nécessaire pour entretenir dans l'état normal la masse du sang, attendu qu'à peine on peut obtenir ce résultat dans. les digestions que fait l'individu en état de bonne santé.

Ainsi, d'après les considérations que nous venons de faire sur ce qui regarde le traitement à employer dans ces fièvres, vous connaîtrez aisément que les secours de l'art doivent se réduire simplement, dans les cas de fièvres aiguës, à calmer la soif et la chaleur intenses au moyen de boissons acidules et gélatineuses, et à aider la vitalité dans ses efforts lorsqu'elle cherche à expulser les matières devenues hétérogènes au moyen des évacuations critiques, parce que vous trouverez qu'en dernière analyse, lorsqu'il s'agit de fièvres aiguës, la mort ou bien la guérison du malade doit être regardée comme décidée dès le commencement. La première arrivera toujours nonobstant les efforts du médecin, toutes les fois que le vide formé dans la vitalité du malade, étant insurmontable, ne pourra pas être remplacé, et toutes les fois que la vitalité ne pourra point reprendre son équilibre ; la seconde s'effectuera toutes les fois que la vitalité, étant susceptible de conserver son affinité avec la substance animale, pourra reprendre l'équilibre. Tout cela nous porte à considérer en passant le danger auquel on s'expose en suivant, dans le traitement de ces maladies, une marche différente de celle que je viens d'indiquer, et combien il serait dangereux d'administrer des remèdes énergiques en des cas semblables, parce que souvent la mort ou la vie de l'individu dépend de la conservation d'un reste d'affinité du principe de vie qui pourrait rendre la vie après l'orage.

Mais si les médecins, dans le traitement des fièvres aiguës, doivent se borner à observer son cours sans le contrarier, parce que les remèdes ne peuvent produire qu'un soulagement qui ait peu d'influence sur leur bon ou mauvais succès, ils ont un autre moyen pour les vaincre que vous trouverez beaucoup plus sûr et beaucoup plus facile à exécuter, c'est-à-dire le traitement prophylactique. Ainsi, si vous tâchez que les aliments soumis à l'action de votre estomac soient de nature à pouvoir se pénétrer journellement de la vitalité nécessaire à maintenir dans le sang le principe de vie en l'état normal, le vide, qui est la cause de la maladie, n'arrivera pas ; de même, si vous avez soin que l'air qui doit pénétrer vos poumons soit un air pur et incapable de porter dans la masse du sang le défaut de vitalité qui fait perdre l'équilibre, vous ne serez point sujet à toutes ces sortes d'affections , mais vous connaîtrez encore d'une manière plus précise quels sont les moyens propres à maintenir les bonnes digestions et la bonne respiration avec l'équilibre général dans la machine. Si vous étudiez les mœurs des anciens Romains, vous apprendrez que les bains, fort usités chez eux, et tout ce qui peut agir sur la symphite des vaisseaux sont les vrais moyens à employer pour maintenir l'équilibre et pour préserver des maladies aiguës.

Quant au traitement à employer dans les fièvres intermittentes, vous savez qu'il y a des médicaments qui, étant administrés dans des circonstances favorables, ont la propriété d'accroître d'une manière sensible la vitalité mobile qui pénètre la matière animale et la partie charnue du sang, et qu'on a mis dans ce nombre les amers, les astringents, les oxides et les sels de fer. Or, de l'administration de ces substances et surtout de l'écorce de toutes les espèces de *cinchona* avec les précautions nécessaires, dans le temps que la vitalité a apaisé son mouvement morbifique, peuvent s'ensuivre le remplacement du principe de vie dans le sang des individus malades, la suppression de l'accès fébrile et la parfaite guérison.

FIÈVRES INFLAMMATOIRES.

Vous appliquerez à cet ordre de maladies les notions que je viens de vous donner en traitant des fièvres en général, et vous ajouterez que le mouvement morbifique que fait la vitalité pour reprendre l'équilibre dans cette circonstance se fait sentir d'une manière plus remarquable dans la symphite externe des vaisseaux; qu'à cause de cela, la peau du malade communique à la main qui la presse une chaleur plus forte, chaleur qu'on peut comparer à celle produite par une inflammation.

Notions sur le traitement.

Attendu que cette fièvre présente ordinairement les symptômes d'une maladie des plus aiguës, si vous voulez rester fidèle à nos principes, vous vous contenterez d'administrer à vos malades, pour tout traitement anti-phlogistique, ces sortes de boissons acidules ou gélatineuses qu'on appelle rafraîchissantes, qui pourront leur être d'un soulagement momentané et pourront diminuer pour quelque temps les symptômes sans apporter la moindre influence sur le succès de la maladie, parce que ce succès tiendra toujours à la possi-

bilité de remplacement du vide qu'on suppose
fait, dès l'invasion de la maladie, dans la vitalité
du malade.

Ordre deuxième.

—

FIÈVRES GASTRIQUES.

La perte d'équilibre dans la vitalité générale,
lorsqu'il s'agit de ces fièvres, se joint à un défaut
organique de la vitalité de l'estomac et du tube
intestinal, d'où résulte la perte de la relation qu'il
doit y avoir, en état de santé, entre la vitalité de la
symphite externe et celle des membranes gastro-
entériques. A ce défaut, formé dans les voies digestives, on doit uniquement attribuer les divers
symptômes gastriques qu'on y observe, parce que,
si le principe de vie n'est plus dans l'organe de
la digestion dans la quantité normale et dans la
quantité nécessaire à l'état de santé, il doit nécessairement en résulter dans les malades l'ano-
rexie, les nausées, la soif, la langue blanche et la
saveur amère de la bouche. Vous sentirez ensuite la nécessité d'éloigner de vous cette idée tout-
à-fait matérielle et seulement digne d'un routinier,
ou tout ce qui peut vous porter à croire que les
matières dont se composent les aliments sont
vraiment susceptibles de s'arrêter dans les membranes gastro-entériques des malades, et qu'elles

sont la cause immédiate de toutes les fièvres gastriques, comme sont cause d'encombrement les suies qui se soulèvent dans les cheminées. Vous jugerez que si quelques praticiens recommandables ont été obligés de se servir de ces expressions lorsque l'état dans lequel se trouvaient les sciences médicales ne leur permettait pas de s'expliquer autrement, on doit entendre cela dans un sens allégorique.

Quant à vous, attaché à la nouvelle doctrine, vous regarderez toujours les symptômes gastriques que j'ai indiqués comme autant de dérangements produits par un défaut de vitalité dans les voies digestives et par une perte d'équilibre entre la vitalité fixe de la symphite externe des vaisseaux et la vitalité fixe des membranes gastro-entériques. Pour vous prouver de quelque manière ce que je viens d'exposer, je vous observerai que s'il était vrai, comme le pensent certains médecins, que la bile et les matières fécales arrêtées dans les voies de la digestion fussent la seule cause de la maladie, il n'y aurait rien de plus simple que d'administrer un purgatif ou un vomitif pour délivrer les intestins de ces matières, de la même manière qu'une bonne lavure suffit pour rendre propres les vases qui sont sales. Mais si on voit au contraire que, nonobstant l'administration d'un purgatif tous les jours, les symptômes de la maladie diminuent seulement lorsqu'elle touche à sa troisième période, vous devez convenir que la diminution des symptômes arrive seulement lorsque le vide existant dans les membranes gastro-entériques a pu être remplacé par les efforts de la vitalité générale, et lorsque l'équilibre de la machine a pu être rétabli au moyen des évacuations critiques.

Notions sur le traitement.

Vous jugerez que si la fièvre est tout-à-fait aiguë, les seules boissons gélatineuses et mucilagineuses sont suffisantes pour apaiser la chaleur gastro-entérique du malade, quoique leur usage continué ne puisse influer sur le bon ou mauvais succès de la maladie. Pour ce qui regarde l'administration des émétiques, vous trouverez que ces remèdes sont susceptibles de porter quelque avantage dans ces sortes d'affections, non lorsqu'ils évacuent les prétendues biles malfaisantes retenues dans l'estomac, mais lorsque, à l'aide de l'inversion qu'ils font subir à cet organe, ils attirent la vitalité de la symphite externe du corps aux parties internes, et qu'ils favorisent ainsi les crises prêtes à se faire. Vous en direz de même de l'avantage qu'on peut espérer de l'usage des purgatifs pendant le cours de ces maladies, et vous observerez qu'ils sont utiles, non lorsqu'ils évacuent les prétendues matières nuisibles du tube intestinal, mais lorsqu'ils agissent d'une manière brusque sur les intestins des individus malades et qu'ils attirent de cette manière la vitalité des parties externes de leur corps aux parties internes. Ainsi tout autre remède, à l'exception des boissons acidules et gélatineuses et de quelque purgatif qui pourra être utile vers la fin de la maladie, doit être proscrit par vous dans le traitement de ces affections.

Vous trouverez, au contraire, que lorsque la fièvre est intermittente ou qu'on observe dans le cours de la maladie un temps qui a été appelé par les médecins temps de l'apirexie, les remèdes fébrifuges, administrés à des doses convenables, peuvent contribuer à remplacer le défaut de vitalité que nous avons dit se trouver dans la masse du sang, et peuvent arrêter sans inconvénient le cours de la maladie; mais pour quelle raison, lorsque ces mêmes remèdes sont administrés pendant la fièvre, produisent-ils rarement des effets avantageux, et lorsqu'on les administre même dans le temps de l'apirexie, ne font-ils que suspendre pour quelque temps ces accès sans en empêcher le retour. Vous penserez que, dans le premier cas, ils ne peuvent avoir l'effet désiré, parce que le mouvement morbifique de la vitalité qui fait l'essence de la fièvre ne leur permet point de s'assi-

miler à la masse du sang, ni de porter ainsi dans
sa partie charnue le remplacement nécessaire,
comme il arrive lorsqu'ils sont administrés dans
le temps de l'apirexie; et vous devez penser que
si leur effet avantageux n'est pas durable dans le
second cas, c'est parce que leur assimilation, dans
cette dernière circonstance, doit être considérée
comme susceptible de se perdre une autre fois si
elle n'est soutenue par la continuation des mêmes
moyens parce que le remplacement de la vitalité
est peu durable s'il n'est aidé par l'autre voie
plus naturelle à l'économie, celle de la digestion
des bons aliments.

Ordre troisième.

—

FIEVRES MUQUEUSES.

Vous observerez que tous les symptômes qui
caractérisent ces fièvres et que toutes les particularités qui les font distinguer des autres ne dépendent point de la nature de la maladie ni de sa
cause occasionelle, mais qu'elles dépendent plutôt
de la trempe muqueuse dont sont composés les
individus qui en sont attaqués, je veux dire que
cette affection se manifeste particulièrement chez
les individus d'un tempérament frêle et pituiteux,
qui par leur complexion se trouvent plus disposés
à en ressentir les atteintes.

Notions sur le traitement.

Les mêmes exceptions dont nous avons déjà parlé dans le traitement des autres fièvres, les mêmes remèdes que nous avons dit leur convenir, soit qu'elles présentent le type des fièvres continues, soit qu'elles présentent celui des fièvres intermittentes, sont aussi applicables à cet ordre, avec la différence que, dans celles-ci, les remèdes doivent être administrés à moindre dose et choisis parmi ceux qui sont doués de moins d'activité, à cause du degré moindre de vitalité qui occupe la matière animale de l'individu sur laquelle ils doivent agir.

Ordre quatrième.

—

FIÈVRES ADYNAMIQUES.

Les symptômes les plus graves qu'on observe dans cet ordre de fièvres, tels que l'adynamie, le délire, la stupeur et les spasmes dérivent de ce que, dans cette maladie, le vide nuisible de vitalité, que nous avons dit être la cause générale de toutes les fièvres, occupe non seulement la partie charnue du sang des individus, mais aussi la symphite générale de leurs muscles et de leurs membranes gastro-entériques, et de ce que ce défaut se trouve non seulement dans la vitalité mobile, mais encore dans la vitalité fixe. Vous comprendrez, moyennant notre théorie sur la nature des virus, comment ces mêmes fièvres, outre le caractère des fièvres sporadiques, peuvent, en certaines circonstances, présenter celui des fièvres épidémiques et contagieuses.

Notions sur le traitement.

Quoique cet ordre de fièvres soit caractérisé plus particulièrement par une prostration des forces, que la vitalité de la partie charnue du sang soit affectée, dans ces affections, conjointement à la vitalité fixe des muscles, les remèdes appelés excitants ne pourront être utiles que lorsque le mouvement morbifique de la symphite externe des vaisseaux aura été apaisé ; alors seulement ils pourront contribuer à maintenir le reste d'affinité que le principe de vie a conservé pendant l'orage pour la matière animale de l'individu. De même les purgatifs ne peuvent être utiles que lorsque la vitalité générale, dans les derniers périodes de la maladie, fait des efforts pour reprendre l'équilibre et pour remplacer le vide qu'on suppose exister dans les membranes gastro-entériques : vous trouverez, en effet, que lorsqu'on les administre en d'autres temps et avec d'autres vues, le météorisme, la constipation, l'excrétion involontaire des matières fécales, persistent malgré leur usage prolongé. Si la maladie présente les caractères des fièvres intermittentes ou rémittentes, les médecins conviennent que le quinquina et les autres remèdes fébrifuges, employés à une plus forte dose suivant l'intensité des accès, sans négliger jamais les précautions relatives à la gravité et à la complication du mal, sont très utiles pour arrêter ces accès.

Ordre cinquième.

FIÈVRES ATAXIQUES.

Moyennant les notions générales que nous avons dit pouvoir s'appliquer à toutes les fièvres, vous connaîtrez que, dans celles de cet ordre, la vitalité qui devrait pénétrer habituellement la matière animale des malades, dans la proportion nécessaire pour en faire résulter l'exercice de la vie, reste en eux inégalement répartie, et que, pour cette raison, le vide qu'on suppose formé dans la substance animale n'a pas de stabilité et manifeste ses effets tantôt dans une partie de l'organisme, tantôt dans une autre, sans marche régulière, parce que, dans cette fièvre, l'affinité que conserve le principe de vie pour la matière animale est faible et incertaine. Vous trouverez pourtant que la vitalité n'abandonne pas la matière animale aussi promptement que dans plusieurs autres maladies

également graves, et que, dans cette affection, elle
parait être errante et incertaine : raison pour laquelle l'on voit fort peu d'évacuations critiques à
la fin de son cours, partant peu de guérisons.

Notions sur le traitement.

Etant reconnu que les remèdes fébrifuges, dans
les fièvres de toutes les espèces, ne peuvent être
utiles que lorsqu'ils ont la force de calmer le
mouvement morbifique de la vitalité, et lorsque
cette vitalité est susceptible de recevoir un accroissement capable de remplacer le vide formé ;
attendu que ce moment favorable se manifeste
difficilement dans cette fièvre si elle a un type
continu, et qu'on l'observe souvent lorsqu'elle a
un type intermittent ; vous jugerez que l'administration de ces remèdes, dans le premier cas, ne
peut porter aucune influence sur le succès de la
maladie, mais qu'elle peut être utile dans l'autre
cas, employée avec les précautions nécessaires. En
vous rappelant ce que nous avons dit en traitant
des contagions, vous comprendrez aussi de quelle
manière les grands désordres qu'on observe dans
cette fièvre peuvent être produits par l'espèce de
vitalité viciée que nous avons appelée virus, et
comment cette fièvre peut présenter tous les caractères de la fièvre contagieuse, de la fièvre épidémique et de la fièvre sporadique.

Ordre sixième.

FIÈVRES ADÉNO-NERVEUSES OU PESTES.

Cette fièvre, appelée ordinairement peste du Levant, sera par vous distinguée de toutes les fièvres contagieuses, à cette particularité d'être uniquement causée par le contact sans le concours des causes qui produisent les autres épidémies : elle est causée par le virus pestilentiel qui s'introduit au moment où s'effectue le contact dans la vitalité saine de l'individu. Quoique les phénomènes qu'on y observe soient égaux à ceux qu'on observe dans les autres fièvres malignes, vous trouverez néanmoins que le vide qui a lieu dans la vitalité de l'individu qui en est affecté est uniquement formé par le virus sus énoncé, qui dès lors agit avec plus ou moins de promptitude, suivant qu'il se trouve plus ou moins doué de force et de malignité. Dans cette maladie, les évacuations critiques, au lieu de s'opérer par la voie des sueurs, ont de la tendance à s'effectuer par la voie des bubons et des charbons; mais la vitalité fait les mêmes efforts pour reprendre son équilibre et se délivrer de la cause de la maladie.

Notions sur le traitement.

Si vous convenez que cette maladie est une des plus aiguës et des plus promptes dans ses effets, vous jugerez de même que les remèdes dont on peut faire usage dans son traitement, sont incapables d'influer également sur le bon ou le mauvais succès de la maladie.

CLASSE DEUXIÈME.

DES INFLAMMATIONS.

Pour connaître comment on peut diviser ces affections en aiguës et chroniques, comment elles peuvent avoir un cours nécessaire tel; que l'ont les fièvres aiguës, il faudra vous rappeler la division que nous avons faite de la vitalité : en vitalité fixe dans la fibrine de la substance animale, et en vitalité détachée de la même fibrine. Alors vous comprendrez que toutes les affections connues sous le nom d'inflammations partielles ne sont autre chose qu'un accroissement extraordinaire de vitalité dans la substance animale, qui se borne plus ou moins à la partie qui en devient le siége; et vous observerez que les différences qu'on y remarque dépendent de la diversité des organes qu'elle affecte. Vous trouverez d'abord que la même augmentation peut avoir lieu à la suite de l'action que certains stimulus mécaniques peuvent porter dans la matière animale, tels que les coups, les blessures, les contusions et toutes les substances

corrosives et *rubéfiantes* qui sont susceptibles
d'être appliquées aux parties vivantes des animaux,
et qu'elle peut avoir lieu par l'effet d'une cause
attachée à la trempe des mêmes organes qui, en
portant aussi de l'altération dans l'affinité qu'a le
principe de vie pour la matière animale, peut contribuer à ce qu'il se forme dans la symphite des
parties affectées un accroissement morbifique du
même principe de vie.

Dans le premier cas, ou lorsque l'inflammation
est produite par l'application d'un stimulus, vous
trouverez qu'un cours d'inflammation régulier dans
la partie affectée doit en être la conséquence, si
vous admettez dans la machine animale la loi qui
force la vitalité chez les animaux à reprendre son
équilibre dans toutes les circonstances. Si vous
convenez que non seulement les blessures, mais
tous les corps qui sont capables de porter de
forts stimulus pendant leur action, peuvent occasioner de l'altération dans l'affinité qu'a le principe de vie pour la matière animale, vous conviendrez également que la vitalité fixe de l'organe
qui a été affecté doit augmenter de vigueur, et que
la vitalité mobile de l'individu doit de même se
réunir dans la partie affectée, et que de cette union
il peut en résulter ce qu'on appelle phlegmasie.

Dans le second cas, lorsque l'affection est
produite par une cause interne, le cours régulier

d'inflammation partielle qui se forme n'est autre chose que le temps plus ou moins long qu'emploie la vitalité qui est réunie dans la partie malade pour se défaire de tout ce qui peut y avoir d'hétérogène, par exemple, la pointe d'une aiguille qui serait entrée dans un doigt, un corps étranger qui se serait arrêté dans une blessure. Vous apprendrez encore à ce sujet que ce qu'on appelle pus, d'après notre manière de voir, est la même matière animale devenue plus fluide au moment qu'elle est abandonnée, pendant l'inflammation, du principe de vie qui la pénétrait. Vous connaîtrez que cette matière animale, qui dès lors acquiert le nom de pus, peut dériver autant de la partie charnue du sang qui se porte dans l'organe malade, que des parties molles qui composent le même organe.

Ce qui arrive dans la formation des abcès doit arriver aussi nécessairement dans le cours inflammatoire qui a lieu dans les blessures; car vous observerez ici, comme dans les blessures, que la vitalité fixe de l'organe malade abandonne la matière animale qui est autour des plaies. Si vous faites attention encore à tout ce qui arrive dans cette circonstance, vous trouverez que la loi qui force constamment la vitalité à reprendre son équilibre, en remplissant les vides, est la seule raison au moyen de laquelle vous pouvez expliquer le phénomène de la régénération des chairs après la formation du pus.

L'autre cause interne que nous avons regardée comme source des inflammations aiguës, et que nous avons dit être inhérente à la matière animale des individus, est la trempe particulière des organes. Dans cette trempe la vitalité mobile des individus, surtout dans le changement des saisons, peut former dans les organes des animaux une espèce de stagnation du principe de vie, qui peut produire ensuite tous les phénomènes des inflammations organiques. Lorsque les inflammations des organes ne parcourent point régulièrement leurs périodes comme les maladies aiguës dont nous avons parlé, et qu'à la fin de leur cours elles ne finissent point par suppuration, elles doivent être considérées comme devenues chroniques.

Mais je crois nécessaire de vous donner des notions sur ce que vous devez considérer comme matières hétérogènes à la vitalité, et de vous mieux expliquer quels sont les effets de la loi qui force la vitalité à éloigner de son sein tout ce qui lui est devenu hétérogène. J'ai comparé le sang de l'animal au fluide connu de tout le monde qu'on appelle huile ; je vous ai fait remarquer que si on mêle à cette huile un fluide de qualité différente, ce fluide est constamment rejeté, et que l'huile fait connaître, par la ligne de démarcation qui la

sépare, que cette substance n'est pas convenable
à sa nature. Vous comparerez de la même manière
la matière hétérogène dont nous avons parlé à
l'eau, et vous connaîtrez que la vitalité se com-
porte de même lorsqu'elle rejette de son sein
toutes les substances qui lui sont devenues hétérogènes; mais il vous faudra faire une différence
essentielle entre les matières qui peuvent devenir
hétérogènes aux parties vivantes des animaux, et
il vous les faudra envisager comme provenant
de deux sources principales, parce que les unes
peuvent être produites par les parties de la même
substance animale abandonnées de la vitalité qui
les pénétrait, et les autres par des substances qui,
quoiqu'elles soient de leur nature étrangères aux
animaux, sont susceptibles, dans toutes les circonstances, d'être introduites dans leurs parties
vivantes, soit par la voie de la peau, soit par celle
de l'estomac. Ces dernières comprendront tous
les remèdes doués de quelque activité, avec toutes les substances incapables de devenir nutritives; mais vous distinguerez dans les premières et
dans les secondes divers degrés d'homogénéité,
parce qu'il y a des cas dans lesquels elles sont tout-
à-fait hétérogènes aux parties vivantes, et d'autres
dans lesquels, attendu qu'elles conservent un reste
d'affinité pour le principe de vie, elles sont seulement hétérogènes par moitié, et que pour lors j'ai

cru pouvoir appeler matières méso-hétérogènes.

L'action qu'exerce la vitalité sur les matières devenues tout-à-fait hétérogènes à l'individu est une opération au moyen de laquelle, pendant le cours des maladies aiguës, elle exécute la séparation totale de tout ce qui n'est plus convenable à sa nature et l'éloigne de son ensemble en vertu de la propriété dont nous avons parlé plus haut. Quant à l'autre espèce, vous devez considérer d'abord comme matières méso-hétérogènes à la vitalité, la sueur répercutée, lorsque, étant disposée à s'évacuer par la peau à cause d'un changement brusque de température, elle rentre au milieu des parties vivantes. L'on devra de même considérer comme matière méso-hétérogène à la vitalité celle qui entretient les dartres à la peau dans les maladies de ce genre, et reste telle jusqu'à ce qu'elle soit tout-à-fait séparée de la vitalité de l'individu pendant le travail qui doit la rendre hétérogène. Vous trouverez enfin que les substances médicamenteuses peuvent devenir matières méso-hétérogènes aux animaux, lorsqu'elles ne sont pas introduites au milieu de leur vitalité avec toutes les précautions nécessaires, comme cela arrive à l'égard des émanations des sels et des oxides de plomb introduits dans les parties vivantes des ouvriers, qui, à cause de leurs métiers, sont obligés d'en faire usage.

DES PHLEGMASIES CUTANÉES.

On a placé dans cet ordre d'affections la pustule maligne, l'érysipèle, la variole, la rougeole et la scarlatine.

Pustule maligne. — D'après notre manière de voir, cette affection, compliquée de fièvre, étant toujours produite par un virus qui reconnaît souvent pour cause un agent épidémique ou contagieux, je m'en rapporterai pour ce qui regarde son diagnostic, à ce que je vous ai dit ailleurs sur la nature des virus et sur celle de la contagion.

Erysipèle. — Le diagnostic de l'érysipèle se reconnaît à l'existence d'une matière méso-hétérogène dans la vitalité du malade dont il est difficile de connaître la source; ordinairement cette maladie présente une marche régulière dans ses symptômes et dans son cours. Quant à la matière méso-hétérogène, elle s'évacue à la faveur des crises, lorsqu'elle est devenue tout-à-fait hétérogène pendant le cours de la maladie; quant à la marche périodique qu'on observe dans ces affections, elle est produite par le mouvement général qui a lieu chaque année dans la vitalité des animaux.

Variole. — Vous n'avez qu'à réfléchir sur ce que je vous ai dit en traitant des miasmes, pour connaître le diagnostic de cette affection ; vous apprendrez aussi quel est le traitement prophylactique que vous devez employer à son égard, si vous faites attention à ce que je vous ai dit sur la nature du vaccin.

Rougeole. — Les mêmes notions que vous avez reçues sur la formation des miasmes vous guideront pour le diagnostic de la rougeole : vous réglerez son traitement sur le besoin de favoriser le cours de la maladie, en secondant simplement les évacuations critiques.

Scarlatine. — Le diagnostic de la scarlatine sera analogue à celui de la rougeole, parce que les miasmes sont toujours liés entre eux quant à leurs principaux effets : ils diffèrent seulement dans la manière de modifier la vitalité qui forme l'atmosphère de la symphite cutanée.

Ordre deuxième.

PHLEGMASIES DE LA SYMPHITE DES ORGANES.

On a mis au nombre des affections de cet ordre le phlegmon, l'hépathite, la néphrite et la péripneumonie.

PHLEGMON. — Le phlegmon, suivant l'opinion généralement reçue, est l'inflammation partielle de la symphite d'un organe et, suivant notre système, un accroissement morbifique de vitalité qui a lieu dans un organe, soit par l'influence des causes internes dont nous avons parlé ailleurs, soit par l'effet des causes externes. Ce qu'il importe surtout d'observer dans cette affection, c'est que la réunion de vitalité tend constamment, comme dans les autres affections de ce genre, à reprendre son équilibre et qu'elle emploie pour cela un temps plus ou moins long, à la fin duquel on observe ordinairement que, si la réunion est modérée, la tumeur finit par résolution, et par suppuration si elle est grave. Si, nonobstant le cours nécessaire et régulier d'inflammation qui s'établit dans l'organe, toutes les matières hétérogènes qui y étaient réunies ne peuvent être séparées, on voit alors se former des matières méso-hétérogènes, et alors la maladie passe à l'état d'induration, de métastase, de délitescence; si la vitalité abandonne tout-à-fait la matière animale sans achever le travail de la suppuration, l'affection passe à l'état de gangrène.

Notions sur le traitement. — Tous les secours de l'art que vous devez employer dans le phlegmon doivent être dirigés à aider les efforts de la vitalité lorsqu'elle veut effectuer la séparation des matières hétérogènes; vous atteindrez ce but en tâchant de modérer le concours de vitalité sur la partie malade, parce que, toutes les fois que ce concours a lieu d'une manière trop lente ou trop brusque, il se forme alors des matières méso-hétérogènes et parfois la gangrène. L'usage des emplâtres mucilagineux dans le traitement de cette maladie, non seulement produira l'effet d'absorber la quantité de vitalité mobile de la symphite des vaisseaux, sans déranger la vitalité fixe des organes, mais encore facilitera le mouvement du même principe de vie et sa séparation de la matière animale lorsque la suppuration se forme.

HÉPATITE. — Vous pouvez appliquer à cette maladie le diagnostic qui est propre aux inflammations en général. En effet, si elle présente quelque diversité dans son cours inflammatoire, cela tient au tissu particulier qui dans cette affection devient le siége de l'inflammation, et à la position, anatomique de l'organe malade. Vous remarquerez que, lorsque l'hépatite se termine par résolution, on y observe les mêmes évacuations critiques qui sont propres aux maladies sus énoncées, telles que les hémorrhagies, les sueurs et la diarrhée; et que, lorsqu'elle ne se termine ni par résolution ni par suppuration, on y voit souvent la formation des matières méso-hétérogènes. Vous reconnaîtrez, en outre, que la facilité qu'a cette affection de passer à l'état chronique dépend du tissu isolé et de la forme particulière des vaisseaux qu'occupe l'inflammation pendant le cours de la maladie.

Notions sur le traitement. — Si la maladie est aiguë, elle exige le traitement que nous avons recommandé d'appliquer aux inflammations aiguës; mais si elle devient chronique, pour obtenir quelque avantage dans l'administration des remèdes, il faut les diriger de manière à obtenir de leurs effets que les matières méso-hétérogènes qui entretiennent la maladie soient changées de nature par un travail ultérieur.

Néphrite. — Vous appliquerez les notions du diagnostic et du traitement de l'hépatite aux affections inflammatoires qui peuvent se former dans les reins, et vous reconnaîtrez en outre qu'il y a beaucoup d'analogie, non seulement dans les fonctions auxquelles les deux organes sont destinés, mais encore dans la nature de leur tissu et dans leur position. Dans la néphrite, en effet, souvent le cours d'inflammation prend aussi une marche chronique, quoique les matières méso-hétérogènes qui se forment dans les reins tiennent plus à la partie charnue du sang qu'à son tissu; néanmoins, lorsque cette affection est calculeuse, le concours de la vitalité mobile qui cause tous les symptômes des voies urinaires est produit par la présence des corps étrangers ou par l'irritation que portent les calculs.

Péripneumonie. — Vous ne pourrez comprendre d'une manière claire quelle est la nature des maladies des poumons sans fixer préalablement votre attention sur quelques principes de physiologie qui sont particuliers à notre doctrine. En conséquence de l'équilibre reconnu nécessaire dans l'économie animale, la vitalité qui occupe la symphite chez les animaux doit être égale à celle qui occupe la chair du sang et le tissu des organes de la poitrine : toutes les fois que cette relation vient à manquer, les effets de l'équilibre perdu doivent être les inflammations, la suffocation et la dyspnée. Vous connaîtrez, dans un sens contraire que si la vitalité qui est fixe dans la substance du poumon manque d'une manière capable à faire résulter l'interruption de la relation réciproque, les effets de l'équilibre perdu doivent être, en ce dernier cas, d'une nature inverse : les phthisies, les fièvres lentes, les consomptions et la mort.

La péripneumonie a lieu toutes les fois qu'il se fait dans la cavité de la poitrine un concours excédant et morbifique de vitalité. Mais vous connaîtrez facilement pour quelle raison cet organe est exposé plus que tout autre à des maladies inflammatoires, et pourquoi les maladies chroniques dont il est atteint sont très dangereuses, si vous considérez que toute la vitalité dont le sang de l'individu est chargé peut se réunir dans la poitrine pendant les changements imprévus de l'atmosphère, que les organes contenus dans cette cavité doivent être plus susceptibles de recevoir dans leur sein des matières méso-hétérogènes et plus exposés à des inflammations.

Notions sur le traitement. — Si vous êtes du nombre des médecins qui croient pouvoir obtenir de grands avantages du renouvellement des saignées en traitant cette maladie, parce que le vide qu'elles apportent dans la vitalité de la partie charnue du sang est ressenti d'une manière plus directe par le poumon, vous devez convenir que le mal qu'on peut faire en répétant ces saignées au delà du besoin doit être encore plus considérable. Si les saignées répétées ne font que modérer le concours de la vitalité dans l'organe de la respiration et produire un concours plus modéré d'inflammation dans les parties affectées, la maladie doit se terminer heureusement; mais si, en déchargeant trop le sang de sa chair, ces saignées contribuent à faire perdre l'équilibre des fluides avec la symphite externe des solides, alors l'inflammation, à la fin de son cours ordinaire, laissera dans la partie affectée les matières méso-hétérogènes qu'elle n'a pu rendre hétérogènes, et le vide formé dans l'organe, se trouvant placé au centre de la circulation, sera difficilement remplacé. Tout ce que je viens de dire doit vous faire connaître combien est dangereuse la pratique de certains médecins indiscrets, qui, par l'abus des saignées, contribuent, dans la plupart des cas, à faire dégénérer en chroniques des maladies de poitrine qui, de leur nature, auraient été susceptibles d'être guéries avec l'usage de quelque substance mucilagineuse. Aussi la prudence exige-t-elle lorsqu'il s'agit de soigner des maladies de ce genre, que l'on pèche plutôt par modération que par excès, parce qu'en manquant par défaut, l'inflammation peut parvenir à un bon résultat au moyen du cours régulier qu'elle tient et moyennant les efforts que fait la vitalité pour reprendre son équilibre, et qu'en manquant par excès, on risque de faire dégénérer l'affection en une maladie dangereuse et mortelle.

Ordre troisième.

INFLAMMATIONS DES MEMBRANES SÉREUSES.

On a admis dans les affections de cet ordre l'arachnoïdite, la pleurésie, la péricardite et la péritonite.

La raison pour laquelle ces inflammations laissent des effets pernicieux, plus dans les membranes séreuses que nous allons examiner que dans le tissu qu'elles tapissent, se déduit des particularités qu'on observe dans le même tissu et des fonctions qui lui sont propres. En effet, leur symphite plus serrée semble faite uniquement pour la séparation de la sérosité; et ces mêmes membranes sont plus capa-

bles de recevoir les dépôts des matières méso-
hétérogènes qui peuvent se former dans leur sein
après une inflammation, et plus susceptibles de
recevoir de la vitalité en excès, lorsque la réunion
ne peut se faire dans le parenchyme de l'organe
affecté.

Arachnoïdite. — Quoique, par l'observation des
symptômes que présente cette maladie, on ait
reconnu que l'inflammation de la tête est aussi
celle de la substance propre du cerveau, cette
affection fut appelée plus particulièrement du
nom d'arachnoïdite, par la raison que, dans les
nécrotomies pratiquées, on a trouvé les signes
qu'elle laisse après la mort plus marquées dans la
membrane arachnoïde que dans les autres parties
du cerveau.

Pleurésie. — Si plusieurs médecins ont nié la
possibilité de distinguer par des signes non équivoques la pleurésie de la péripneumonie, ils l'ont
fait avec apparence de raison, parce que, toutes
les fois que la phlegmasie attaque la plèvre et
qu'elle est compliquée de fièvre, ses effets doivent
être ressentis plus ou moins profondément par
l'organe de la respiration.

Péricardite et *Péritonite.* — Nous en dirons
autant de ces deux maladies; mais il est à observer
que les parties renfermées dans le péricarde, à
cause de leur structure, deviennent plus rarement

le siége d'une inflammation, et que, pour cette raison, ces phlegmasies attaquent de préférence le tissu propre des membranes qui le renferment.

Notions sur le traitement.

Vous trouverez qu'une inflammation qui attaque en particulier la symphite des membranes séreuses ne laisse point dans les parties affectées les mêmes dérangements que celle qui attaque la symphite d'un autre organe, lorsqu'elle se termine par suppuration, parce que, dans cette circonstance, l'inflammation paraît se limiter à former des adhérences avec les membranes environnantes, et à produire dans les parties une substance muqueuse et gélatineuse qui porte les effets des matières méso-hétérogènes. Après avoir connu leur diagnostic, vous jugerez que le traitement le plus convenable que l'on puisse appliquer aux affections de cette nature est celui de dévier, au commencement de la maladie, le concours excédant de vitalité qui peut se former dans ces parties : par conséquent, les sangsues, les vésicatoires, les rubéfiants et les fomentations sont les remèdes dont on doit faire usage pour obtenir des effets salutaires.

Ordre quatrième.

INFLAMMATIONS DES MEMBRANES MUQUEUSES.

On a mis au nombre de ces affections l'ophtalmie, les aphtes, le catarrhe de l'oreille, l'angine gutturale, l'angine laryngée, le catarrhe pulmonaire, les phlegmasies de la membrane gastro-entérique, le catarrhe de la vessie, la blennorrhagie de l'urètre et le catarrhe utérin.

Si vous faites attention que les membranes muqueuses sont les parties les plus propres de toutes à favoriser l'expulsion des matières méso-hétérogènes qui peuvent se former dans l'organisme de l'individu, vous connaîtrez comment les phlegmasies de ces membranes peuvent avoir une marche chronique, et pour quelle raison elles ne se terminent point par suppuration. Vous apprendrez aussi que le concours de vitalité qui se porte sur la partie affectée au commencement de la maladie, est formé simplement par la portion de vitalité que nous appelons mobile, et qui est maintenue par l'irritation qu'exercent les matières méso-hétérogènes lorsqu'elles se fixent dans les membranes muqueuses.

Ophtalmie. — A cause de la grande sensibilité de l'œil, le séjour de la plus petite quantité de matière morfibique est suffisant pour produire dans les parties affectées un certain degré d'irritation et pour y manifester toutes les symtômes qu'on observe dans les inflammations chroniques de l'œil.

Aphtes. — Les aphtes sont produits par des matières méso-hétérogènes, qui sont de la même nature que celles qui forment les différentes expulsions cutanées à la fin des fièvres aiguës : ces matières, étant devenues tout-à-fait hétérogènes pendant le cours de la maladie, au lieu de se porter sur la peau, se fixent sur les membranes muqueuses de la bouche et des intestins. Quelquefois cette affection peut être occasionée aussi par les matières méso-hétérogènes qui causent chez les enfants les exanthèmes.

Catarrhe de l'oreille. — Lorsque la phlegmasie attaque le conduit auditif externe, on y observe les symptômes qu'on voit dans les autres membranes muqueuses; mais si l'inflammation attaque toute l'extension de la membrane qui tapisse la cavité interne du tympan, elle peut alors, à cause de la participation que les parties environnantes peuvent prendre à l'inflammation, produire des symptômes plus graves.

Angine gutturale. — L'angine gutturale ne saurait être considérée comme maladie particulière de la membrane muqueuse de la gorge, parce que l'inflammation aigüe de cette membrane s'étend

aussi au tissu qui lui est adhérent et aux amygda-
les. L'expérience et la pratique vous apprendront
pourtant qu'elle peut devenir le dépôt de matières
méso-hétérogènes de différentes espèces, surtout
de celles qui sont de nature syphilitique, et qu'elles
peuvent y produire aussi une inflammation chronique qui se continue jusqu'à ce que ces matières
soient transformées en hétérogènes.

Angine laryngée. — La marche que suit cette
affection et les symptômes qu'elle présente font
voir qu'elle est causée chez les enfants par cette
dégénération de vitalité que nous avons appelée
miasme et qui attaque surtout l'âge tendre de l'enfance. Cette affection paraît avoir lieu lorsque la
vitalité viciée de l'individu ne peut externer ses
effets dans la symphite de la peau et y produire
des divers axenthèmes de forme variée, comme
elle le fait dans les autres cas. Vous avez dû voir,
en effet, que souvent cette maladie prend les
caractères des maladies épidémiques, endémiques
et sporadiques : la seule différence qu'on y observe,
c'est que celle-ci, au lieu de produire la suppuration ou l'altération de la symphite cutanée, porte
toute son action sur les organes de la poitrine.

Catarrhe pulmonaire. — Nous ne saurions
regarder le catarrhe pulmonaire comme une simple phlegmasie de la membrane muqueuse des
bronches. Pour connaître quel est son diagnostic,

il faut considérer cette affection comme formée par le concours qui se fait dans les poumons d'une vitalité légèrement chargée de matières méso-hétérogènes, incapables de produire dans l'organe une inflammation, mais susceptibles de se dissiper au moyen des crises ordinaires.

Phlegmasies de la membrane muqueuse gastro-entérique. — Vous trouverez que, dans la diarrhée muqueuse, la douleur locale que ressent le malade donne des indices évidents qui font connaître que l'intestin est travaillé par la séparation non naturelle des mucosités et par la présence des matières méso-hétérogènes. Vous devez enfin envisager la diarrhée séreuse et toutes les autres déjections alvines qui s'effectuent sans douleur comme des évacuations de matières devenues hétérogènes à la vitalité, et qu'elle chasse par la voie des intestins, ne pouvant en effectuer l'expulsion du côté de la peau.

Vous devez de même considérer la dyssenterie comme une maladie quelquefois épidémique, quelquefois endémique, quelquefois contagieuse, et comme une affection produite par la même dégénération de vitalité que nous avons reconnue être la cause des épidémies et des miasmes, avec la différence que, dans cette affection, la vitalité dépravée de la symphite externe, au lieu de porter ses effets délétères sur la peau, trouve plus de disposition à les concentrer sur les membranes des intestins.

Catarrhe de la vessie. — Le catarrhe de la vessie est produit de même par le concours des matières méso-hétérogènes qui, étant formées dans la partie charnue du sang, se fixent sur la membrane muqueuse de l'organe le plus disposé à les recevoir et le plus propre au travail que la vitalité doit y établir, afin de les rendre tout-à-fait hétérogènes à la machine animale.

Blennorrhagie de l'urètre. — Cette maladie est causée fréquemment par des matières méso-hétérogènes qui s'approchent de la nature du virus syphilitique, mais qui ne sont pas le même virus. D'après les instructions que je vous ai données à ce sujet, vous vous apercevrez que, toutes les fois que le virus syphilitique a été introduit dans les parties vivantes animales, il acquiert de l'affinité avec la vitalité saine de l'individu; mais, dans quelques cas, cette affinité n'est que momentanée. Alors le même virus, au lieu de lui être homogène, lui devient méso-hétérogène et reste repoussé sur la membrane muqueuse de l'urètre : ce changement dans le degré d'homogénéité du virus peut être l'effet des remèdes dont on fait usage dans le traitement de la syphilis, et peut provenir aussi de la nature même du virus.

Catharre utérin. — Si vous faites attention aux

affections lentes qui peuvent en tout temps affecter la matrice, vous verrez qu'elles sont produites aussi par un concours extraordinaire et par une fixation successive des matières méso-hétérogènes dans les membranes de cet organe ; que ces matières peuvent être de nature syphilitique, de la nature même des miasmes. Les difficultés qu'on rencontre pour obtenir la guérison de cette affection tiennent à la position centrale qu'occupe l'organe malade et aux fonctions particulières auxquelles il est destiné.

Notions sur le traitement.

Je vous ai déjà observé, en parlant du diagnostic de ces maladies, que, lorsqu'elles sont chroniques, nous sommes obligés de reconnaître dans leur marche un certain travail de la vitalité, qui a pour but de concentrer dans des émonctoires plus convenables les matières méso-hétérogènes dont elle est chargée. D'après cela, le traitement de ces maladies doit être basé sur deux principales indications : la première consiste à transporter la réunion de ce qui n'est point homogène à la vitalité dans une partie du corps moins dangereuse, et la seconde à modérer le concours de vitalité sur la partie affectée, de manière à empêcher cette espèce de vide qui d'ordinaire est représenté par l'atonie, par l'endurcissement et les suppurations lentes.

Ordre cinquième.

—

DES PHLEGMASIES DE LA SYMPHITE DES MUSCLES ET DES ARTICULATIONS.

On a compris dans les maladies de cet ordre la goutte, le rhumatisme, la cardite et la métrite.

GOUTTE. — Vous apprendrez, d'après les connaissances fournies par notre doctrine, que cette affection s'engendre dans les individus des deux sexes, toutes les fois que le bol alimentaire, pendant le travail de la digestion, reste pénétré d'un surplus de principe de vie et qu'un excès de vitalité charge la chair du sang de l'individu, et que cela contribue à faire perdre l'équilibre qui doit exister entre les fluides de l'individu et les autres parties du corps. Vous observerez néanmoins que la chair du sang, dans cet état, ne produit point les symptômes d'une maladie aiguë, ni ceux d'une affection de type continu, parce que les matières qui causent la maladie peuvent être considérées comme matières méso-hétérogènes. L'alternative ou le retour des symptômes qu'on y observe dérive des mouvements auxquels la vitalité des animaux est assujettie, c'est-à-dire du mouvement diurne qui a lieu dans la succession du jour et de la nuit, et du mouvement annuel qui arrive par le raprochement et l'éloignement du soleil.

Notions sur le traitement. — Si l'art de guérir

n'est pas arrivé à faire connaître quels sont les remèdes propres à vaincre les cruelles souffrances qu'apporte cette maladie, si les médicaments dont on a eu connaissance jusqu'à nos jours se bornent simplement à prévenir ou à calmer temporairement ces symptômes, il faut espérer qu'à l'aide des progrès que feront dorénavant les sciences physiques, on trouvera un moyen capable de tarir la source de la maladie, c'est-à-dire l'excès de vitalité qui charge la fibrine du sang, sans détruire en même temps la vitalité fixe de la symphite qui l'entoure.

Rhumatisme. — Le rhumatisme qu'on appelle aigu et celui qu'on appelle chronique reconnaissent pour cause secondaire les matières hétérogènes et méso-hétérogènes introduites au milieu des parties vivantes des individus par la suppression de la sueur ou par toute autre voie : ces matières ont leur siége dans le corps des muscles et dans les parties voisines.

Notions sur le traitement. — Attendu que, dans le rhumatisme aigu, la vitalité générale est plus disposée à séparer du sang et à expulser les matières méso-hétérogènes sans avoir recours aux médicaments, des remèdes doivent être administrés qui puissent aider le principe de vie dans les efforts qu'il doit faire pour perfectionner les crises. Dans le rhumatisme chronique, au contraire, la vitalité ne fait point sans interruption le travail nécessaire pour obtenir la séparation et l'expulsion des matières qui causent la douleur, comme dans l'autre cas; mais ce résultat ne s'obtient ordinairement qu'à l'aide des remèdes qui, dans cette vue , peuvent être appliqués à l'extérieur et à l'intérieur.

Cardite et Métrite. Le diagnostic et le traitement de ces deux maladies présentent les mêmes considérations que les inflammations de la symphite de tous les autres organes.

CLASSE TROISIÈME.

DES HÉMORRHAGIES.

Les humeurs et le sang qui les compose furent appelés par les auteurs parties fluides de l'animal, quoique, comme je vous l'ai observé ailleurs, la fluidité de ces parties reste éteinte toutes les fois qu'elles sont abandonnées par la vitalité qui les pénètre et qu'elles ne se trouvent plus au milieu des parties vivantes des animaux. Vous observerez que, dans l'état de vie ou, ce qui est la même chose, dans l'état de fluidité , ces parties sont renfermées dans l'économie animale par la symphite des vaisseaux, qui forme une espèce de barrière dans la structure du corps.

Ordre premier.

—

DES HÉMORRHAGIES QUI SE MANIFESTENT CHEZ LES FEMMES.

Ces hémorrhagies sont toutes les aberrations qu'on observe dans la menstruction, c'est-à-dire la ménorrhagie, l'aménorrhége et la déviation des menstrues.

Ménorrhagie. — La ménorrhagie a lieu chez les femmes lorsque la symphite de leur matrice n'est plus dans la relation ordinaire d'équilibre avec la symphite de la peau, c'est-à-dire lorsque la vitalité qui pénètre ordinairement la symphite interne ne reprend point l'équilibre qu'elle doit avoir avec la symphite externe, mais qu'elle continue, au contraire, à donner passage à une quantité de sang dont l'évacuation, au lieu d'être nécessaire, devient dangereuse.

Aménorrhée. — Appuyé sur ces principes, vous trouverez que l'aménorrhée peut arriver chez la femme lorsqu'elle se trouve dans deux divers états maladifs, c'est-à-dire lorsqu'il n'existe pas dans la partie charnue de son sang la portion de vitalité qui doit se porter en excès dans la matrice pour y être évacuée chaque mois, et lorsque cette vitalité excédante, à cause de l'équilibre perdu, est répandue dans la masse du sang ou ne peut effectuer sa réunion dans la matrice pour y être évacuée régulièrement.

Aberrations des menstrues. — L'aberration des menstrues chez la femme a lieu lorsque la vitalité qui est en excès dans toutes les parties de son organisme, à cause de l'équilibre perdu, ne peut effectuer sa décharge dans les parties indiquées par la nature, et force les entraves qu'oppose la symphite de la partie plus faible ou la symphite de l'organe qui sympathise le plus avec l'utérus.

Notions sur le traitement.

Quant au traitement à employer dans la ménorrhagie, il doit être dirigé à calmer le mouvement des fluides et à rétablir l'équilibre dans la vitalité générale de la femme, à l'aide d'un repos absolu et des remèdes mucilagineux : on doit ajouter à ces moyens l'éloignement de tout ce qui peut mettre en mouvement la vitalité qui pénètre la symphite générale.

Dans l'aménorrhée, l'usage des remèdes qu'on appelle emménagogues ne suffit pas pour rétablir l'évacuation périodique du sang menstruel, lorsque la suppression de cette évacuation dépend de la pauvreté du principe de vie qui se manifeste dans les parties fluides des femmes : il faut alors faire usage de bons aliments et mettre en pratique tout ce qui peut contribuer à faire accroître dans la partie charnue du sang la vitalité qui s'y trouve en défaut.

Pour remédier aux désordres qu'apporte l'aberration des menstrues, il faut d'abord mettre en pratique tout ce qui est capable de remettre la symphite de l'utérus dans son état naturel d'activité, ainsi que tous les moyens qui peuvent attirer le sang dévié à la place qu'il doit occuper.

Ordre deuxième.

—

HÉMORRHAGIES COMMUNES AUX DEUX SEXES.

On a compris dans ce nombre l'hémorrhagie nasale, l'hémoptysie, l'hématémèse et la mélène, l'hématurie et le scorbut.

HÉMORRHAGIE NASALE. — Quoique cette hémorrhagie se manifeste seulement lorsque le sang de l'individu est pénétré d'une vitalité excédante, vous observerez que la membrane du nez est choisie plus particulièrement pour le concours de la vitalité qui cherche à forcer la symphite de quelque organe. Lorsque cette évacuation, à cause de l'épuisement qu'elle occasionne aux malades, devient dangereuse, la cause du mal est alors tout-à-fait attachée à la membrane du nez, et tous les autres accidents doivent être attribués uniquement au vide formé dans la symphite de cette membrane.

Notions sur le traitement. — Il n'est pas convenable de contrarier cette évacuation lorsqu'elle est reconnue nécessaire et qu'elle se présente comme une de ces évacuations critiques qu'il est dangereux de supprimer.

HÉMOPTYSIE. — Vous connaîtrez de quelle manière cette affection peut avoir lieu, si vous considérez que la fibrine qui compose le sang chez les individus attaqués d'hémoptysie n'est point chargée de toute la vitalité qui lui serait nécessaire pour soutenir pendant tout le cours de leur vie la relation d'équilibre qui doit exister entre la symphite de la peau et les parties internes de la poitrine ; qu'alors le vide qui résulte de ce défaut doit porter ses effets pernicieux dans le centre de la circulation, et doit produire dans les organes de la poitrine le symptôme de la toux et provoquer ensuite l'expulsion de quelques portions de sang, comme parties hétérogènes à la vitalité ou comme matières animales par elle abandonnées. Vous observerez néanmoins, dans la marche de cette affection, que jusqu'à ce que le vide formé n'apporte une perte considérable d'équilibre entre les solides de la périphérie et les fluides du centre, les malades traînent leur vie dans un état qui se rapproche plus ou moins de l'état de santé.

Notions sur le traitement. — Vous avez vu en pratique que l'hémoptysie causée par un défaut de principe de vie dans la masse des fluides, surtout si un tel défaut est héréditaire, ne saurait être traitée avec succès. Lorsque cette affection est produite par une cause passagère, l'usage de tout ce qui peut contribuer à maintenir dans le sang le degré nécessaire de vitalité peut être utile pour conserver les malades dans un état moyen de santé, jusqu'à ce que la fièvre lente et la consomption ne parviennent à détruire le reste d'affinité que le principe de vie peut conserver pour la matière animale.

Hématémèse et Mélène. — Ces hémorrhagies sont toujours formées par quelque portion de sang devenue hétérogène ou méso-hétérogène à la vitalité de l'individu, laquelle, ne pouvant forcer la symphite des organes qui de leur nature sont plus propres à effectuer son évacuation, trouve plus de disposition à forcer la symphite de l'estomac ou celle des instestins.

Notions sur le traitement. — Toutes les fois que l'hématémèse est la suite de l'interruption d'une autre hémorrhagie, il faut employer les moyens capables de rétablir dans sa première place le concours du sang détourné, et à disposer la symphite de l'organe qui doit le recevoir à lui donner passage.

Hématurie. — Vous expliquerez aisément de quelle manière peut s'effectuer un passage soudain de sang dans les reins, lorsque la vitalité des fluides se trouve en défaut, en considérant qu'un concours extraordinaire de sang, dont l'affinité pour le principe de vie a été altérée par des causes différentes, peut forcer le tissu propre de cet organe.

Notions sur le traitement. — C'est par l'examen des causes qui ont contribué à faire perdre le degré de force au tissu des reins et à produire le défaut dans les fluides, que vous parviendrez à connaître quel est le traitement le plus convenable à employer dans cette affection.

Scorbut. — Quoique cette maladie présente, entre plusieurs autres symptômes, des hémorrhagies, vous trouverez, en bien examinant sa marche, que toutes les hémorrhagies qu'on y observe lorsqu'elle touche à sa dernière période ne sont que l'effet de la dégénération progressive de la symphite cutanée et des parties fluides qu'elle contient.

Ordre troisième.

—

DES HÉMORRHAGIES CAUSÉES PAR LA DILATATION DES VAISSEAUX.

On a placé dans cet ordre les hémorrhoïdes et les anévrismes.

Hémorrhoïdes. — Vous reconnaîtrez dans les hémorrhoïdes une affection qui a beaucoup d'analogie avec la goutte, et qui est produite comme elle par une réunion de vitalité viciée dans la partie charnue du sang, avec la seule différence que, dans les hémorrhoïdes, la vitalité viciée, après un certain temps, de méso-hétérogène qu'elle était, devient hétérogène au reste des fluides, et que, dans cet état, la symphite de l'intestin rectum, tout près de l'anus, lui donne passage; tandis que, dans la goutte, la partie charnue du sang reste toujours méso-hétérogène aux parties vivantes de l'individu.

Notions sur le traitement. — D'après la connaissance de leur diagnostic, vous jugerez aisément que le traitement à employer dans les hémorrhoïdes doit tendre à faciliter l'évacuation du sang par la voie qu'il s'est tracée, lorsque de méso-hétérogène qu'il était il est devenu hétérogène, pour empêcher qu'un plus long séjour au milieu des fluides animalisés n'apporte des inconvénients plus graves.

ANÉVRISMES. — Nous avons dit que la contractilité de la partie charnue des fluides est celle qui représente tous les changements qu'on observe dans le pouls. Ainsi, pour expliquer les symptômes de l'anévrisme, vous devez juger que les membranes des artères peuvent être affaiblies dans toute l'extension qu'occupe l'affection, sans interrompre d'une manière prompte et soudaine la contractilité du pouls et la circulation du sang.

Notions sur le traitement. — Dans le traitement de cette maladie plusieurs remèdes ont été proposés, y compris l'opération chirurgicale ; mais vous savez que les guérisons qu'on a pu obtenir jusqu'à nos jours sont en petit nombre.

CLASSE QUATRIÈME.

—

DES MALADIES NERVEUSES.

Les maladies nerveuses, dans notre manière de voir, sont considérées comme un dérangement de l'affinité que doit avoir le principe de vie avec la substance cérébrale et nerveuse de l'individu.

Ordre premier.

—

DES VÉSANIES.

On a compris dans ce nombre l'hypochondrie, la mélancolie, la manie, le somnambulisme et l'hydrophobie.

HYPOCHONDRIE, MÉLANCOLIE ET MANIE. — Vous trouverez que l'hypochondrie, la mélancolie et la manie sont trois affections nerveuses auxquelles on peut appliquer le même diagnostic, parce que ces trois sortes d'affections sont également produites par une défectueuse distribution de vitalité dans la pulpe cérébrale. Vous ferez néanmoins entre elles cette différence : que, dans la manie, l'inégale distribution du principe de vie se trouve

seulement dans le cerveau; que, dans l'hypochondrie et la mélancolie, cette perte d'affinité pour la
matière animale qui cause la maladie s'étend aussi
aux nerfs de l'estomac et à ceux du tube intestinal.

Notions sur le traitement. — La disposition
qu'a la vitalité mobile des animaux à suivre les
changements des saisons explique le phénomène
du retour périodique de ces sortes d'affections,
comme le peu de disposition qu'a la substance
cérébrale nerveuse pour retenir dans son rythme
ordinaire la vitalité dont elle est pénétrée en est
la principale source. Ainsi, pour remettre cette
substance dans les relations qu'elle doit avoir avec
le principe de vie, il faut recourir aux moyens que
fournit l'hygiène et à ceux qui sont capables de
diriger les idées et l'imagination altérée des aliénés.

SOMNANBULISME. — Les symptômes de cette affection se manifestent chez certains individus, lorsque, suivant leur tempérament, la vitalité mobile,
dans le mouvement journalier qu'elle fait, n'abandonne pas tout-à-fait les parties externes, et qu'une
petite portion est retenue dans les ramifications
nerveuses.

Notions sur le traitement. — Vous trouverez
que les médecins des temps passés se sont bornés,
dans cette affection, à préserver les individus qui
en sont atteints des dangers qu'ils pourraient
rencontrer dans leurs courses nocturnes.

HYDROPHOBIE.—On aurait mieux fait de placer cette affection dans la classe des maladies produites par un virus dont nous traiterons, parce que tout ce qu'on y trouve de nerveux doit être attribué uniquement à la disposition de ce virus. On doit penser que ce même virus porte ses effets de préférence dans la substance cérébrale nerveuse, et qu'il est disposé à altérer la vitalité propre de certains muscles en y produisant des spasmes.

Notions sur le traitement. — Lorsque l'hydrophobie se manifeste à la suite de la morsure d'un animal enragé, les soins du médecin doivent être dirigés de manière à empêcher la propagation du virus dans la vitalité saine des parties environnantes : on a pratiqué à cet effet la cautérisation à l'aide des substances corrosives ou du fer rouge. Pour ce qui regarde l'usage des remèdes internes, vous trouverez qu'il n'est pas prouvé que les frictions d'onguent mercuriel soient réellement douées de la propriété de modérer la malignité du virus.

Ordre deuxième.

—

DES SPASMES.

On a admis dans le nombre de ces affections les convulsions, l'épilepsie, l'hystérie et le tétanos.

CONVULSIONS. — Les convulsions ne peuvent avoir de rapport avec les maladies nerveuses que lorsqu'elles sont compliquées par l'altération des fonctions intellectuelles, parce que, d'après notre théorie, vous devez comprendre seulement parmi les maladies nerveuses les affections causées par un défaut de vitalité dans la substance cérébrale nerveuse.

Notions sur le traitement. — Vous savez qu'on fait usage dans l'art de guérir de certains médicaments qui paraissent doués d'une affinité particulière pour la vitalité musculaire, et qui, à cause de cette propriété, ont reçu le nom d'anti-spasmodiques: mais l'opium, le camphre et les aromatiques n'apportent des avantages réels dans les maladies que nous appelons musculaires, que lorsqu'il y a peu de vide à remplir dans ce qui fait perdre l'équilibre entre les fibres des parties affectées et la source des nerfs.

Epilepsie. — Les phénomènes que vous observerez dans l'épilepsie vous feront connaître que cette affection périodique est causée, comme le sont toutes les autres maladies nerveuses intermittentes, par un défaut de vitalité qu'on suppose exister dans le système nerveux, et que le mouvement annuel et diurne du soleil, que nous avons dit suivre la vitalité qui pénètre les animaux, contribue à faciliter son invasion et son intermittence.

Notions sur le traitement. — Le petit nombre de guérisons qu'ont pu obtenir les médecins dans le traitement de cette maladie fait mettre en doute si les effets des médicaments préconisés comme utiles dans ces circonstances, doivent être attribués plutôt aux mouvements de la vitalité générale qui fait des efforts pour se remettre en équilibre, qu'à l'action des mêmes remèdes appelés anti-épileptiques.

Hystérie. — Loin de reconnaître dans cette affection une maladie nerveuse et de vous conformer ainsi à l'opinion généralement reçue, vous la considérerez comme un dérangement d'équilibre et comme une perte plus ou moins grande de relation de la symphite cutanée avec la symphite interne de la matrice.

Notions sur le traitement. — Les médicaments qu'on peut employer dans le traitement de cette affection sont seulement capables de calmer les symptômes les plus graves; ils sont susceptibles de rétablir momentanément la relation nécessaire d'équilibre entre la matrice et la peau, mais ils ne peuvent pas empêcher que les symptômes de la maladie ne se renouvellent dans un autre accès.

Tétanos. — Vous considérerez cette affection comme tout-à-fait musculaire, c'est-à-dire comme une maladie causée par le dérangement de l'affinité nécessaire de la vitalité des fibres musculaires en général, et de celle des muscles qui exécutent les mouvements de la mâchoire inférieure.

Notions sur le traitement. — L'usage de l'opium et des autres remèdes employés pour apporter quelque soulagement paraît avoir rencontré les mêmes succès et les mêmes inconvénients qu'on a observé dans le traitement des maladies musculaires.

Ordre troisième.

ANOMALIES NERVEUSES.

On a compris dans les maladies de cet ordre la paralysie, l'anaphrodysie, l'héméralopie et la dysecée, et les névralgies.

PARALYSIE. — Cette affection doit être comprise dans les maladies dont vous devez rapporter le diagnostic à une défection plus ou moins grande de vitalité qui se manifeste dans les fibres musculaires des parties affectées.

Notions sur le traitement. — Les remèdes excitants, les rubéfiants, les escharrotiques externes seront utiles dans le traitement de cette affection, lorsque la vitalité générale qui pénètre les autres parties de l'individu n'aura souffert aucune diminution dans son degré d'affinité, le défaut dans les fibres musculaires, seulement dans cette circonstance, étant plus susceptible d'être remplacé.

ANAPHRODYSIE, HÉMÉRALOPIE ET DYSECÉE. — Si vous examinez les phénomènes de l'anaphrodysie et ceux qu'on observe dans la satyriasis, le priapisme, la nymphomanie, vous trouverez que toutes ces maladies tirent leur source de la répartition inégale du principe de vie et de l'altération de son affinité avec la matière animale de l'individu.

Les symptômes de l'héméralopie, ainsi que ceux de la nyctalopie et de l'amaurose, seront également causés par une altération de l'affinité que la pulpe cérébrale nerveuse doit avoir avec la vitalité animale qui la pénètre dans l'état de santé ; vous en direz de même des symptômes qu'on observe dans la surdité complète et dans la dysecée.

Notions sur le traitement. — Les diverses connaissances que vous avez acquises vous feront connaître que ces sortes de maladies sont seulement susceptibles d'être guéries, lorsque la cause qui a fait perdre l'équilibre général se borne à la partie affectée, et qu'elle n'est pas l'effet d'une défection existant dans l'ensemble de l'économie animale.

Névralgies. — Les douleurs déchirantes qu'on observe dans ces affections vous indiqueront que le foyer de la maladie paraît se fixer d'abord au milieu d'un tronc de nerfs, pour porter ensuite ses effets à toutes ses ramifications ; quant à ce qui regarde son diagnostic, vous direz qu'elle est l'effet d'une réunion excédante de vitalité dans la substance nerveuse des ramifications malades.

Notions sur le traitement. — Les avantages qu'on peut espérer de l'administration des narcotiques et de l'usage des anti-spasmodiques dans le traitement de cette affection seront presque nuls; les révulsifs, au contraire, et les rubéfiants, appliqués à l'extérieur, seront plus utiles.

Ordre quatrième.

AFFECTIONS COMATEUSES.

On comprend dans ce nombre l'apoplexie, la catalepsie, le narcotisme, l'asphyxie et la syncope.

Apoplexie. — Cette maladie se manifeste chez les individus des deux sexes, lorsque la vitalité générale qui. pénètre leurs parties fluides perd tout d'un coup l'affinité qu'elle a acquise pour la symphite de tous les organes. Elle a été divisée en sanguine, en lymphatique et en nerveuse; mais cette division ne doit être à nos yeux qu'une illusion, parce que le concours du sang qu'on observe quelquefois à la tête de certains individus, au moment qu'ils sont attaqués de cette maladie, en est plutôt l'effet que la cause. Vous en direz de même de la récolte de sérosité qu'on a prétendu trouver dans le cerveau des personnes mortes d'apoplexie lymphatique; de toutes les causes et de tous les agents qu'on a indiqués comme capables

de produire l'apoplexie nerveuse chez les personnes de tempérament nerveux.

Notions sur le traitement. — La saignée sera
utile dans le traitement de cette maladie, lorsqu'elle produira l'effet de détourner le sang de la
symphite affectée, parce que, seulement dans cette
circonstance, l'évacuation de sa partie charnue
pourra rétablir l'équilibre perdu.

CATALEPSIE. — Vous rapporterez le diagnostic
de cette affection à un défaut de principe de vie
qui existe dans la substance nerveuse cérébrale de
l'individu sans s'étendre à la partie charnue de son
sang, parce que cette affection paraît intercepter
seulement la communication des mouvements
volontaires qui s'exécutent dans les extrémités.

Notions sur le traitement. — Dans le traitement
de la catalepsie, les remèdes qui peuvent agir sur
la substance nerveuse du cerveau; ceux qui, dans
leur action, sont capables de rétablir l'affinité **que**
doit avoir le principe de vie pour le système nerveux, seront les seuls employés avantantageu-
sement.

NARCOTISME. — Si vous examinez les maladies
soporeuses, vous connaîtrez qu'elles sont produites également par un défaut de vitalité dans la
substance cérébrale, mais que ce vide peut être
l'effet des causes internes capables d'altérer l'affi-

nité de la vitalité pour la pulpe cérébrale, et des substances médicamenteuses narcotiques.

Notions sur le traitement. — Dans le narcotisme causé par l'abus des végétaux narcotiques, l'emploi des substances capables de calmer le mouvement du sang pourrait être utile lorsque la vitalité générale fait des efforts pour dissoudre la réunion du principe subtil qu'on suppose exister dans la substance cérébrale nerveuse.

Asphyxie.—Vous savez que cette affection est causée par tous les agents qui s'opposent au renouvellement de l'air et à la libre respiration des animaux, et qu'elle peut avoir lieu dans deux principales circonstances: lorsque l'individu est tout-à-fait dépourvu d'air atmosphérique, et lorqu'il est obligé de respirer un air vicié; le défaut de vitalité qui se forme, en ces cas, dans les poumons, est la seule cause qui produit tous les symptômes propres de cette affection.

Notions sur le traitement. — Pour secourir les individus attaqués d'asphyxie, il faut d'abord écarter tous les obstacles qui s'opposent soit au renouvellement de l'air, soit à son introduction ; vous observerez que les remèdes peuvent seulement produire de bons effets chez les malades, lorsque l'affinité pour la vitalité fixe de leurs organes a été supprimée, et non lorsqu'elle est détruite.

Syncope. — La syncope se manifeste dans l'organisme des individus lorsque les parties fluides ne sont plus dans le rapport nécessaire d'équilibre avec la vitalité de la symphite externe de la peau. En effet, les anxiétés qu'on observe dans cette maladie, lorsque son invasion est subite, indiquent que la perte totale d'équilibre est occasionée par la trop petite quantité de sang qui, au moment de l'accès, circule dans les veines du malade.

Notions sur le traitement. — Dans le traitement de cette affection, il sera nécessaire d'éloigner sur le moment tout ce qui peut accroître d'une manière brusque la circulation et porter une forte sensation aux organes de l'individu.

CLASSE CINQUIÈME.

DES MALADIES LYMPHATIQUES.

Les maladies de cette classe n'étant que des altérations plus ou moins sensibles de la vitalité rayonnante de la peau, vous n'y comprendrez que les affections qui présentent un vice caché dans les fluides et celles qui sont causées par des miasmes contagieux.

Ordre premier.

MALADIES CUTANÉES.

On a mis dans ce nombre la lèpre, les dartres, la teigne et la gale.

Lèpre. — La lèpre est l'effet de la dégénération de vitalité que nous avons appelée miasme : cette dégénération paraît dériver, dans les pays froids du nord, non seulement de la mauvaise nourriture et de l'usage d'aliments peu succulents, mais encore du défaut de propreté.

Notions sur le traitement. — Il faut employer dans cette maladie toutes les substances médicamenteuses qui peuvent s'opposer au progrès de la vitalité viciée dans la vitalité saine; à cet effet, il conviendra de réunir tout ce qui est capable d'accroître d'une manière spéciale la vitalité saine dans la masse du sang.

Dartres. — Vous reconnaîtrez dans les dartres de toutes les espèces une matière méso-hétérogène stationnée dans la vitalité de l'individu; vous trouverez que le principe de vie dans cette maladie fait constamment des efforts pour la rendre hétérogène et pour la chasser hors de son sein per la voie de la peau.

Notions sur le traitement. — Les médecins qui ont cru avoir obtenu des avantages réels de l'emploi de la salsepareille, du gayac, des remèdes rubéfiants et des bains, en traitant cette maladie, se sont trompés dans plusieurs cas, parce que le travail que doit faire le principe de vie pour rendre cette matière, de méso-hétérogène qu'elle était, de nature hétérogène, ne saurait être l'effet des remèdes; mais il est subordonné à la loi qui force la vitalité à rejeter de son sein tout ce qui ne lui est pas homogène.

TEIGNE. — La teigne est formée aussi par cette dégénération de vitalité que nous avons appelée miasme : ce miasme est contagieux, comme le sont toutes les affections de ce genre.

Notions sur le traitement. — Le traitement de cette affection doit être dirigé à aider l'évacuation de la vitalité viciée, toutes les fois qu'on peut l'effectuer, et à corriger le vice qui pénètre le derme malade. On peut arriver à ce but à l'aide de la suppuration déjà établie dans la partie affectée, ou au moyen d'une autre procurée par des applications topiques.

GALE. — La gale est un autre miasme contagieux qui peut attaquer d'une manière spéciale la symphite cutanée de tous les individus. Quant à l'*acarus scabici*, qu'on a souvent trouvé dans les pustules de la gale, vous devez regarder cet insecte comme un effet de la vitalité viciée, comme la cause primitive des pustules; car il peut s'engendrer dans les fragmens de vitalité cutanée, de la même manière que se forment tous les autres insectes parasites des animaux, avec la seule différence que l'*acarus* de la gale est renfermé dans les pustules et que les autres sont libres.

Notions sur le traitement. — Le traitement de

cette maladie consiste en des frictions d'onguent
de soufre et d'onguent mercuriel citrin : par ce
moyen on est souvent parvenu à corriger la dégénération maladive de la vitalité cutanée, et à faire
disparaître les symptômes de la maladie.

Ordre deuxième.

MALADIES DES GLANDES LYMPHATIQUES.

On a admis dans ce nombre les scrophules, le
carreau, la phthisie tuberculeuse, la syphilis, le
cancer et le rachitis.

SCROPHULES. — Les scrophules sont dus à un
défaut d'affinité du principe de vie répandu dans
la symphite des individus, qui agit spécialement
sur les glandes lymphatiques du cou, sur celles des
aisselles et des autres parties du corps.

Notions sur le traitement. — Si on peut espérer
une augmentation de forces digestives dans les
individus malades, alors, secondant les efforts de
la vitalité générale par des remèdes qui puissent
exciter la symphite, on pourra obtenir la guérison de la maladie.

CARREAU. — On peut appliquer au carreau le
même diagnostic des scrophules, avec la différence que le vide qu'on suppose exister dans la
vitalité du malade lorsqu'il s'agit des scrophules,
au lieu d'affecter simplement les glandes lympha-

tiques de la symphite externe, répand son action, dans le carreau, à toute la symphite interne des organes abdominaux.

Notions sur le traitement. — Cette affection pourra aussi être guérie par l'usage des toniques, toutes les fois que le défaut de vitalité existant dans les organes abdominaux ne sera point considérable, et lorsque l'individu malade présentera des signes propres à faire reconnaître dans le reste de sa machine un bon tempérament.

Phthisie tuberculeuse. — On peut appliquer à cette affection le diagnostic que je vous ai dit ailleurs être propre à l'hémoptysie. En effet, on peut considérer ces deux maladies comme provenant de la même source : la seule différence que vous y trouverez, c'est que, dans l'hémoptysie, le défaut de vitalité se manifeste d'abord dans la chair du sang qui, devenant plus ou moins promptement hétérogène au reste des fluides, est rejetée des poumons, et que, dans la phthisie tuberculeuse, le défaut se manifeste dans la symphite des vaisseaux pulmonaires.

Notions sur le traitement. — Les remèdes qui sont préconisés comme utiles dans cette maladie ne portent des effets avantageux que lorsque la perte d'équilibre ne s'est pas encore effectuée dans l'économie animale, et que la formation du vide morbifique dans le centre de l'individu est encore douteuse.

SYPHILIS. — Je vous ai observé ailleurs que la syphilis est causée par la dégénération de vitalité appelée virus. Ce virus syphilitique peut être communiqué par un individu atteint de la maladie à un individu sain, au moyen du contact immédiat ou médiat des organes de la génération, et aussi par le simple contact d'un individu sain avec d'autres parties infectées qui ne sont pas les organes de la génération; néanmoins le virus syphilitique, entre les autres virus, est celui qui manifeste le plus de lenteur dans sa marche.

Notions sur le traitement. — Vous savez que l'introduction du virus syphilitique dans l'espèce humaine a fait beaucoup de mal dans les pays où il se manifesta pour la première fois; vous savez aussi que la découverte du remède et les successives connaissances dans la manière la plus convenable de l'appliquer arrêtèrent quelque peu ses progrès. Dans la syphilis, il ne s'agit point seulement de rétablir l'équilibre perdu dans la machine, il ne s'agit pas non plus de remplacer simplement un vide qui peut se trouver dans la vitalité des individus; mais les vues du médecin et les effets des remèdes doivent être uniquement dirigés à corriger la dégénération déjà existante dans la vitalité de l'individu, en rendant le virus syphilitique, d'homogène qu'il était, hétérogène à la vie. Vous savez que l'oxide de mercure noir, sous la forme d'onguent, peut corriger la vitalité viciée qui est exposée à son contact immédiat, mais qu'il ne peut empêcher que la portion de virus qui n'a pu ressentir son action continue à faire des progrès dans la vitalité saine, jusqu'à infecter toute la matière animale de l'individu; vous savez que les divers sels mercuriels, et surtout le deuto-chlorure, peuvent corriger d'une manière prompte la malignité du virus et le rendre incapable de faire d'autres progrès dans l'économie animale. Mais, en ce cas, l'action du remède ne fait que changer la nature du virus et, d'homogène qu'il était, ne fait que le rendre méso-hétérogène.

CANCER. — La formation du cancer se manifeste dans les parties de l'économie animale qui en sont susceptibles, lorsque la vitalité qui pénètre leur symphite se charge d'un vice particulier, et lorsque le tissu dont elles sont formées s'endurcit et s'altère. La perte d'affinité du principe de vie produit alors, dans la matière animale du lieu affecté, la douleur, la tuméfaction et tous les autres symptômes.

Notions sur le traitement. — Les remèdes qu'on peut employer dans cette affection paraissent être de quelque utilité, seulement lorsque le vice de la symphite affectée est susceptible d'être dissipé au commencement de sa formation, attendu que, dans la plupart des cas, le mouvement de la vitalité saine agit inutilement sur les matières nuisibles qui engendrent la maladie.

RACHITIS. — Le rachitis ne se manifeste ordinairement qu'à l'âge de l'enfance et rarement dans les autres époques de la vie. Cette affection atteint surtout les individus qui ne réunissent point dans leur sang, au moyen de la digestion, toute la vitalité qui leur est nécessaire pour nourrir convenablement et faire croître dans des proportions convenables toutes les parties de leur corps.

Notions sur le traitement. — Dans le traitement de cette maladie on doit faire usage de tous les remèdes et de toutes les règles d'hygiène qui peuvent contribuer à perfectionner les digestions des sujets encore jeunes ; on doit tâcher d'introduire par ce moyen dans la partie charnue de leur sang toute la vitalité nécessaire pour faire croître avec toutes les proportions convenables les parties dures et les parties molles de leurs membres, jusqu'à leur parfaite consolidation.

Ordre troisième.

DES HYDROPISIES.

La stagnation morbifique de sérosité, qu'on observe dans toutes les espèces d'hydropisies, a lieu lorsque la vitalité qui pénètre la symphite des parties affectées perd le degré d'affinité qu'elle doit avoir avec la chair du sang qui s'y trouve en circulation.

Attachés à ces mêmes principes, vous reconnaîtrez dans l'anasarque et dans l'ascite, des affections qui attaquent toute la périphérie externe du corps et qui sont produites aussi par la perte de l'équilibre et de l'affinité que doit avoir la vitalité qui occupe la symphite externe avec les parties fluides de tout l'organisme.

Notions sur le traitement.

Les effets des remèdes qu'on peut employer pour remettre dans son état normal le principe de vie et pour faire recouvrer à la chair du sang l'affinité qu'elle doit avoir avec la symphite des vaisseaux, dépendent des circonstances plus ou moins favorables dans lesquelles on peut en faire usage. C'est ainsi que l'emploi des purgatifs drastiques peut être utile dans le traitement de l'ascite, lorsque ces remèdes peuvent agir par voie de sympathie sur la vitalité de la symphite externe du ventre ; et que les diurétiques peuvent apporter quelque avantage, lorsqu'ils agissent comme toniques sur la vitalité qui pénètre la partie charnue du sang.

DIABETÈS.

Vous ne devez pas considérer le diabetès comme une maladie attachée uniquement aux organes secrétoires de l'urine; vous devez y reconnaître une affection occasionée par des dérangements arrivés dans les procédés de la digestion, et qui peuvent se manifester dans les organes qui servent à la sanguification.

Notions sur le traitement.

Si l'art de guérir nous indiquait des remèdes capables de soulager les individus atteints de cette maladie, ils devraient être dirigés d'abord à rétablir la force de l'estomac, dès son invasion, et à faciliter la réunion dans ce même organe d'une plus grande quantité de vitalité: vous ne pourriez parvenir à ce but qu'en présentant aux malades des substances susceptibles d'acquérir de l'affinité durable avec la vitalité réunie dans l'estomac des individus.

III.

DE LA THÉRAPEUTIQUE.

Vous avez appris, dans notre pathologie, de quelle manière l'homme de charbon peut être sujet à plusieurs dérangements dans l'équilibre de sa vitalité, et vous avez examiné quelles sont les altérations de toutes les espèces qui peuvent arriver dans sa rougeur et dans sa chaleur; vous apprendrez maintenant, dans la thérapeutique qui le regarde, quels sont les moyens qu'on peut employer pour y remédier. Ce qu'on appelle matière médicale et thérapeutique est, suivant notre manière de voir, la réunion de tous les moyens qui sont capables de porter un changement plus ou moins sensible dans les propriétés apparentes et dans les fonctions vitales des animaux, et qui tendent à porter dans leur vitalité le rétablissement de l'équilibre perdu.

Si vous n'avez pu connaître jusqu'ici ce qui fait

distinguer les remèdes des poisons, je vous donnerai des notions suffisantes pour fixer dorénavant leurs véritables bornes. Pour approfondir quelle est l'action et des uns et des autres, il vous faut établir en principe que les poisons sont des substances qui, étant introduites de quelque manière que ce soit dans les parties vivantes des animaux, sont capables de détruire promptement l'affinité qu'a la vitalité avec leur matière animale; que les remèdes sont des substances qui, étant indrotuites par les mêmes voies dans les parties vivantes des animaux, ne font qu'y apporter des modifications sans détruire l'affinité ordinaire qu'a la vitalité avec leur matière animale. Mais notre analogié avec l'homme de charbon vous fera mieux connaître qu'elle est l'action délétère des poisons et l'action bienfaisante des remèdes. Si vous prenez de l'eau dans un vase, si vous en aspergez légèrement votre homme allumé, vous observerez que sa rougeur et sa chaleur éprouvent des changements notables dans leur intensité; si vous suspendez ensuite votre aspersion, vous verrez que la rougeur modifiée fait des progrès pour se remettre dans son premier état d'équilibre : voilà les effets des remèdes. Si, au lieu d'asperger légèrement votre charbon, vous versez, au contraire, votre vase plein d'eau de manière à faire disparaître toute la rougeur, alors une fumée se soulèvera dans l'instant, et le feu qui pénétrait votre charbon disparaîtra pour toujours ainsi que la rougeur: voilà les effets des poisons.

Ainsi l'effet de l'eau que vous avez versée sur le charbon allumé sera égal à l'effet du poison qui aura pénétré dans les parties vivantes de l'animal pour y détruire, comme l'eau que vous avez versée sans ménagement, l'affinité qu'a le principe de vie pour la matière animale : alors il n'y aura pas mort apparente, mais destruction de toutes les fonctions de la vie et mort réelle.

Pour connaître par ces mêmes procédés quels sont les effets des remèdes, vous observerez que si on prend une poignée de sable et qu'on soupoudre avec ce sable la partie la plus allumée du charbon, on voit de suite la rougeur et la chaleur de cette partie se modifier; que si on fait tomber dans les mêmes parties allumées des corps durs, ces parties éprouvent par ce choc des pertes de substances que vous comparerez fort bien aux cicatrices qu'on observe dans toutes les blessures. Or, les effets du sable, des corps durs, se rapportent aux effets produits par les corps médicamenteux qu'on introduit dans les parties vivantes des animaux, dont ils sont susceptibles de modifier la vitalité, de la même manière que les agents dont nous avons parlé modifient la rougeur et la chaleur du charbon allumé.

Aprés vous avoir fait connaître la différence qu'on peut remarquer entre l'action des poisons et celle des médicaments, et quels sont les effets bons ou mauvais qu'ils peuvent porter dans l'économie animale, je crois très essentiel de vous faire connaître aussi la différence qu'il y a entre les effets des corps appelés poisons et les virus.

Vous trouverez les limites qui séparent les uns des autres si vous faites attention que, dans les virus, la dégénération du principe de vie marche d'une manière lente et progressive, et qu'elle n'arrive que par degrés jusqu'à porter en dernier lieu la destruction des fonctions qui constituent l'exercice de la vie; que la vitalité viciée peut être communiquée par la voie du contact, et que son cours peut être arrêté par des remèdes convenables et par la perte d'activité du même virus. Vous trouverez, dans l'autre cas, que les effets que portent les substances délétères sur les parties vivantes des animaux, relativement au degré de force plus ou moins grand dont elles peuvent être douées, sont toujours ceux de détruire sur-le-champ l'affinité qu'a acquise la vitalité avec toutes les parties de l'économie animale : si quelquefois ces substances, au lieu de causer la mort, deviennent des remèdes, cela dépend de leur degré de concentration et de leur dose trop légère pour entraîner la destruction des propriétés vitales.

Après vous avoir appris à distinguer les poisons des médicaments et les effets des poisons des effets des virus, je commencerai à vous donner des notions sur la nature des poisons et à vous faire l'énumération de toutes les substances que, dans l'état actuel des sciences médicales, vous devez considérer comme substances délétères et non comme médicaments. On trouve des substances capables de porter dans l'organisme des animaux les effets des poisons, autant dans les produits chimiques tirés des êtres organisés que dans les produits chimiques tirés des minéraux. Celles qu'on peut extraire des végétaux sont l'acide prussique et la strycnine ; celles qu'on peut tirer des minéraux sont en plus grand nombre , savoir : le deuto-chlorure de mercure, l'acide arsenical avec les autres composés arsénieux , les oxides et sels de cuivre, les oxides et sels de plomb, l'hydrogène sulfuré et les sulfures hydrogénés de potasse et de soude.

Les travaux des chimistes nous ont démontré, dans ces derniers temps, que l'on peut obtenir, dégagé de tous les autres matériaux, le principe actif contenu dans beaucoup de médicaments végétaux : ce principe médicamenteux est la partie la plus subtile, la plus déliée et la plus volatile de toutes celles qui composent le remède, parce qu'on peut la considérer comme la seule partie des végétaux soluble dans l'alcool et dans l'éther. Mais vous

observerez à cet égard que les substances tirées
soit des végétaux, soit des animaux, sont plus
propres que les autres à subir les opérations nécessaires, à la suite desquelles on peut obtenir isolé
le principe actif des médicaments, parce que les
métaux, les oxides et les sels métalliques, quoique
doués de préférence d'une action plus venimeuse,
se sont refusés à présenter aux chimistes cette
espèce d'élixir dégagé des autres matériaux.

L'acide prussique ou hydrocianique, entre ceux
qui ont été connus dans ces derniers temps, est le
poison le plus prompt dans ses effets. Quoiqu'une
distinction très essentielle soit nécessaire entre le
sang qui circule chez les animaux vifs et le sang
tout-à-fait dénué de vie que l'on emploie dans
les opérations chimiques, on peut faire dériver les
terribles effets et la grande promptitude avec laquelle cette substance détruit la vitalité des animaux de ce qu'elle retient encore dans son sein un
principe délié et subtil, analogue à l'esprit qui
pénètre la matière animale en état de vie.

La strycnine est l'autre poison tiré des êtres
organisés. Cette substance est le principe subtil,
vénéneux, que l'on extrait des plantes de la famille
des strycnos; l'énergie qu'elle manifeste sur la
vitalité des animaux est très grande, et une très
petite dose de ce poison, prise à l'intérieur, est
suffisante pour détruire à l'instant l'affinité qu'a

la vitalité avec la matière animale des individus.

Parmi les poisons minéraux, le deuto-chlorure de mercure se trouve dans le nombre des substances qui réunissent à la propriété d'être corrosives les caractères des poisons. Ce sel doit être placé dans les corps nuisibles qui peuvent détruire l'affinité qu'a la vitalité avec la matière animale, indépendamment de l'effet local corrosif.

L'acide arsenical et toutes les préparations arsénieuses sont comprises également dans le nombre des substances délétères qui réunissent à l'effet corrosif celui de détruire promptement l'affinité de la vitalité dans les parties pleines de vie. Ce métal doit l'action venimeuse et délétère qui le caractérise aux parties subtiles et déliées qui entrent dans ses matériaux; ces parties sont celles qui se dégagent lorsqu'on le pile, et qui produisent une odeur particulière d'ail lorsqu'on les expose à l'action du feu.

Le cuivre est un métal venimeux de sa nature, mais modéré dans ses effets; il n'est pas pourvu, comme le mercure et l'arsenic, d'une quantité considérable de parties déliées et volatiles, et à cause de cela il ne peut être si délétère.

On croit le plomb venimeux comme le cuivre, quoiqu'on y observe moins d'activité dans ses effets et qu'il soit moins pourvu des parties déliées qui forment les élixirs, étant incapable aussi d'avoir une action corrosive. En effet, ce métal peut séjourner long-temps dans les intestins et dans les autres parties vivantes du corps, s'il y a été introduit d'une manière progressive et en petite quantité; dans cet état, il est susceptible de produire les mêmes effets que les matières méso-hétérogènes en d'autres circonstances sans causer la mort, et d'être ensuite évacué comme matière hétérogène après un temps plus ou moins long.

L'hydrogène sulfuré, les sulfures hydrogénés de potasse et de soude sont des produits chimiques qui, étant introduits en quantité suffisante dans les parties vivantes, peuvent porter la destruction prompte de l'affinité que la vitalité doit avoir avec ces parties.

Vous ne comprendrez point dans le nombre des substances délétères les végétaux qu'on appelle narcotiques, vous n'y comprendrez pas non plus les substances corrosives en général. Ces dernières ne peuvent être considérées comme poisons que lorsqu'elles sont à la fois vénéneuses et corrosives; de même qu'on ne saurait appeler corps délétères ceux qui déchirent la peau des animaux lorsqu'on les applique trop brusquement sur leurs parties vivantes.

En analysant avec la même indifférence l'action que peuvent avoir les plantes narcotiques sur la vitalité des animaux et les effets immédiats de l'opium, substance la plus pourvue de principe narcotique, vous verrez que le principe médicamenteux s'y trouve réduit à la partie la plus déliée et la plus volatile, et que ce que nous appelons élixir est précisément ce qui fut nommé dernièrement morfine et narcotine par les chimistes qui le découvrirent. Vous regarderez cet élixir comme une partie subtile qui, introduite dans la chair du sang, est susceptible d'acquérir beaucoup d'affinité avec la vitalité qui la pénètre, tandis que, introduite dans les parties vivantes des animaux, elle se concentre de préférence dans le cerveau; dans la suite, à cause de la grande sensibilité et de la grande irritabilité de la source des nerfs, elle peut produire de la confusion dans les fonctions intellectuelles : c'est cette confusion qu'on appelle narcotisme.

Les substances qui, introduites dans les parties vivantes des animaux, peuvent agir comme médicaments, sont nombreuses et réparties dans tous les corps de la nature; mais, pour conserver dans tout ce que nous avons encore à examiner un ordre méthodique, je vous ferai distinguer parmi ces nombreux corps trois classes principales de médicaments, savoir : les substances homogènes aux individus, ou les corps qui sont doués de quelque affinité pour la vitalité des animaux; les substances hétérogènes, ou les corps qui n'ont point d'affinité pour la même vitalité, et les substances méso-hétérogènes, ou les corps qui ont une affinité passagère avec cette vitalité des animaux. Vous comprendrez dans la première classe toutes les substances qui, étant ingérées, ne sont point rejetées par l'estomac, et qui, étant introduites au milieu des parties vivantes, n'y portent aucun mauvais effet; dans la seconde, celles qui, étant ingérées, sont rejetées par la vitalité de l'estomac et des intestins, et qui pour cette raison ne peuvent être introduites dans les parties vivantes des animaux; dans la troisième enfin, celles qui, quoique non rejetées par l'estomac, peuvent produire de mauvais effets lorsqu'elles sont introduites au milieu des parties vivantes à de fortes doses et dans un état de concentration.

Comparant les effets des corps médicamenteux sur les animaux aux effets produits par la combustion dans l'homme de charbon que nous avons choisi pour modèle de toutes nos opérations, vous trouverez entre eux de la ressemblance et une analogie parfaite. Elle sera évidente pour vous si vous distinguez par la première classe de médicaments tous les corps de la nature qui, étant rapprochés de notre homme allumé, se brûlent et s'identifient avec lui; par la seconde classe, ceux qui, au lieu d'être consumés, tombent rejetés par le feu, et par la troisième enfin, tous les corps qui, quoique susceptibles d'être pénétrés par le feu, ne peuvent en aucune manière être détruits par son action. Ainsi les substances homogènes comprendront les médicaments toniques et atoniques, avec les aliments; les substances hétérogènes, les vomitifs, les purgatifs, les escharrotiques; les substances méso-hétérogènes enfin, les remèdes qui, administrés sans précaution, sont capables de produire de mauvais effets.

Après avoir reconnu que toutes les substances capables de pénétrer dans les parties vivantes des animaux au moyen de la digestion doivent apporter dans leur vitalité une action, soit nutritive, soit médicamenteuse, pour suivre dans ces instructions un ordre régulier, nous examinerons auparavant ce que c'est que l'aliment, et la connaissance de l'aliment nous apprendra d'une manière plus précise ce que c'est que le médicament. Les substances que la nature présente aux individus du règne animal pour leur servir de nourriture sont, ou la matière animale au moment qu'elle est abandonnée par la vitalité, ou les parties de la matière végétale qui s'approchent davantage dans leur composition de la matière animale. D'après cela, les parties gélatineuses, glutineuses, albumineuses, dont se composent les animaux, et la matière analogue qui forme les végétaux, sont les plus susceptibles d'être changées en parties nutritives.

Tous les corps de la nature susceptibles d'être introduits dans les parties vivantes doivent porter dans ces parties une action plus ou moins remarquable, dépendant des principes dont ils sont composés. Plusieurs hommes de génie distinguèrent dans les résultats de cette action deux effets différents entièrement opposés, et leur donnèrent aussi des noms différents suivant leur manière d'agir sur l'économie animale : ils les appelèrent phlogistiques et anti-phlogistiques, toniques et atoniques, stimulants et contre-stimulants. Ces diverses dénominations doivent servir à nous faire reconnaître en dernier lieu qu'on a observé dans les médicaments et dans leur manière d'agir une force capable, en certains cas, d'accroître les phénomènes de la vie et, et en certains autres, de les réprimer.

Or, vous reconnaîtrez dans l'action que ces remèdes peuvent porter sur la matière vivante des animaux un effet que, dans notre système, vous comparerez à l'action de réunir dans un organe une plus grande quantité de vitalité, ou à celle de la dissiper lorsqu'elle s'y trouve réunie. Vous distinguerez ensuite les remèdes qui peuvent porter ces divers résultats par le nom plus convenable d'atoniques et de toniques; et après avoir distingué les substances homogènes à la vitalité en aliments et médicaments, les médicaments en toniques et en

atoniques, nous examinerons ceux qu'on peut
appeler atoniques.

Les remèdes atoniques sont ceux qui, étant
mis en contact de la matière animale qui forme le
foyer d'une phlegmasie, sont capables de diminuer la vitalité mobile excédante dans cette partie,
ou peuvent absorber la vitalité mobile du sang
qui s'y porte. L'effet atonique, d'affaiblir le principe de vie dans les parties de l'économie animale,
peut s'obtenir par l'usage des substances médicamenteuses tirées des corps organiques et au moyen
des saignées : ainsi nous examinerons premièrement quel est l'effet spoliatif et atonique qui peut
dériver de l'usage de la saignée, sans perdre de
vue les substances végétales et animales dont nous
avons parlé.

L'évacuation du sang peut s'effectuer au moyen
de l'ouverture des gros vaisseaux et moyennant
l'application des sangsues : dans le premier cas,
on appelle cette opération phlébotomie et artério-
tomie ; dans les derniers cas, on l'appelle extrac-
tion du sang par les vaisseaux capillaires. Ces
opérations portent des effets divers dans l'économie animale, quoique, dans les deux cas, le but
qu'on se propose d'obtenir soit toujours l'évacuation du sang. La phlébotomie est plus convenable,
lorsqu'on se propose de diminuer simplement la
vitalité répandue dans la partie charnue du sang

et de diminuer la masse des fluides dans la petite circulation de la poitrine ; l'application des sangsues convient davantage, lorsqu'on se propose de faire sucer par ces vers parasites la vitalité externe et mobile qui pénètre la symphite cutanée. En considérant les effets avantageux des sangsues et des saignées, vous trouverez que l'action spoliative des sangsues dans les parties auxquelles elles sont appliquées est constante, et qu'elle a lieu dans toutes les circonstances. Vous trouverez que ces animaux parasites, comme tant d'autres qui vivent aux dépens de l'atmosphère vitale, sont doués de la propriété de sucer avec avidité la portion de vitalité qui est exposée à leur contact comme leur unique nourriture, et que cette propriété procure des avantages réels aux individus malades.

Les bons effets qu'on peut obtenir de la saignée sont limités à diminuer la quantité de vitalité existant dans la chair du sang, sans toucher à celle qui pénètre la symphite des vaisseaux. D'après cela, les cas dans lesquels vous devez préférer l'usage de la saignée à celui des sangsues seront ceux dans lesquels la vitalité excédante qui pénètre la partie charnue du sang est capable de faire perdre l'équilibre nécessaire entre la petite circulation de la poitrine et la symphite externe. Vous savez que les maladies produites par l'abus

de la saignée attaquent la cavité de la poitrine,
ou sont des affections chroniques de la symphite
de la peau, c'est-à-dire des hydropisies et des
œdématies. Si vous examinez de quelle manière
elles peuvent se former, vous trouverez qu'elles
sont le résultat de la perte de l'équilibre entre la
vitalité de la symphite externe et la vitalité de la
partie charnue du sang.

Les avantages que les sangsues peuvent apporter aux malades sont ceux de décharger la symphite des organes d'une quantité plus ou moins
grande de vitalité et d'une portion du sang charnu
qui la renferme. Les inconvénients qui peuvent
dériver de l'abus des sangsues, si elles sont appliquées en trop grand nombre ou si elles occupent
une trop grande extension, sont ceux de faire
perdre l'équilibre entre la vitalité de la symphite
externe et celle de la symphite interne. Si vous
comparez les effets de l'application des sangsues
à ceux de la saignée, vous verrez que les inconvénients qu'apportent les sangsues sont moins
dangereux que ceux qui arrivent lorsque la perte
d'équilibre est causée par l'abus de la saignée,
parce que le vide formé par les sangsues est limité
à la vitalité externe, et que celui causé par la
saignée s'étend à toute la partie charnue du sang.

Les médicaments atoniques peuvent être extraits
des parties des végétaux et des parties des ani-

maux; ils peuvent être réduits aux substances muqueuses, glutineuses et acidules des corps organiques, parce que ces substances ont une seule manière d'agir sur les parties vivantes des animaux, autant lorsqu'elles sont ingérées par la voie de l'estomac que lorsqu'elles sont appliquées à l'extérieur, dans le traitement des tumeurs inflammatoires. Les mucilagineux ont pour effet, dans tous les cas, d'absorber l'expansion de vitalité mobile qui occupe la symphite, et de modérer la chaleur qui s'externe sans la supprimer. Vous en direz de même des médicaments atoniques qu'on peut prendre à l'intérieur dans tous les cas analogues, car leur action ne tend qu'à absorber la portion de vitalité mobile qui peut se séparer de la chair du sang pendant les fièvres. Ainsi, toutes les substances qui servent de nourriture à l'homme ou, pour mieux dire, toutes les substances qui, étant introduites dans l'estomac des animaux, sont susceptibles d'être pénétrées par la vitalité mobile de cet organe, sont celles qui constituent les remèdes atoniques, parce que, à l'exclusion des autres corps de la nature, elles peuvent se charger de quelque portion de principe de vie hors le travail de la digestion.

Les médicaments toniques sont composés de toutes les substances qui, étant introduites dans les parties vivantes des animaux, peuvent y porter une excitation capable d'attirer la vitalité mobile des autres parties de l'économie animale, et d'accroître d'une manière sensible les propriétés vitales dans quelque organe, en rétablissant ainsi l'équilibre perdu.

Toutes les substances capables de porter une action tonique, lorsqu'elles sont mises en contact avec les parties vivantes des animaux, peuvent se réduire à trois classes principales : aux amers, aux astringents et aux spiritueux. Les élixirs contenus dans les principaux médicaments dont cette division se compose ont été déjà obtenus, séparés des autres matériaux, à l'aide des travaux des chimistes. Ainsi le sulfate de quinine est considéré aujourd'hui comme l'élixir de tous les remèdes amers, de tous les remèdes fébrifuges, et le tanin, par analogie, comme l'élixir de toutes les substances astringentes ; de même l'arome des végétaux et l'alcool des substances spiritueuses doivent être regardés comme autant d'élixirs des remèdes spiritueux et narcotiques.

L'action diverse que les amers et les spiritueux exercent sur les parties vivantes des animaux fit appliquer aux premiers le nom de toniques fixes, et aux seconds celui de stimulants diffusifs. En effet, si les amers sont introduits dans la partie charnue du sang, ils peuvent contribuer à rétablir l'équilibre de sa vitalité, surtout lorsque la perte

du même équilibre est ce qui cause la fièvre intermittente. Vous administrerez les astringents lorsque vous aurez en vue d'obtenir un effet tonique;
mais vous ne devez pas croire que ces sortes de
remèdes, à cause du nom d'astringents qu'on leur
a donné, soient doués d'une manière particulière
de la faculté de serrer la substance animale et les
vaisseaux capillaires sur lesquels ils peuvent être
appliqués.

L'action des médicaments spiritueux est très
prompte dans ses effets lorsqu'ils sont introduits
au milieu des parties vivantes des animaux, parce
que l'alcool et les huiles volatiles dont ils se composent sont des principes déliés et plus analogues
à la vitalité qui pénètre la substance animale que
ne le sont les autres matériaux lorsqu'on les administre à l'intérieur dans un état de concentration;
cependant ils peuvent quelquefois produire les
effets des remèdes corrosifs, et causer comme eux
la phlegmasie de la membrane muqueuse de l'estomac. Quoique les principes médicamenteux dont
se composent les narcotiques ne soient pas autant
déliés que ceux qui composent les spiritueux, néanmoins ces derniers se rapprochent d'une manière
sensible des premiers. Ainsi l'élixir des narcotiques, comme celui tiré des alcooliques, est communiqué promptement à la vitalité mobile des
nerfs. En effet, vous devez avoir vu souvent l'al-

cool occuper la substance nerveuse des individus, et produire dans la source des nerfs cette espèce de désordre qu'on appelle narcotisme et ivresse.

Vous comprendrez dans la classe des substances hétérogènes qui peuvent servir de remèdes tous les corps médicamenteux qui, étant introduits dans l'estomac des individus, sont rejetés, soit par la bouche, soit par la voie des intestins, de même que tous les corps qu'on peut appliquer sur la peau sans les faire pénétrer dans les parties vivantes, tels que les bains, les vésicatoires et les fomentations de toute espèce.

Les substances hétérogènes, en général, ne peuvent être comprises dans le nombre des médicaments, parce qu'elles ne pénètrent point dans les parties vivantes des animaux, quoiqu'on trouve des corps dans les parties qu'elles présentent qui, étant administrés aux malades moins concentrés, acquièrent quelque affinité avec la vitalité de leur estomac, et qui, étant administrés plus concentrés, deviennent d'une manière sensible purgatifs et hétérogènes.

Des exemples bien simples, choisis parmi les faits les plus ordinaires qui arrivent au sein de la société, vous feront mieux comprendre quels sont les effets des substances hétérogènes sur la vitalité des animaux. Vous devez avoir vu une petite quantité de fluide, au lieu de descendre par les voies ordinaires de l'œsophage, entrer en buvant dans les voies aériennes; vous avez vu de la poussière, ou tout autre corps grossier, s'arrêter entre les paupières d'un individu. De quelle source ferez-vous dériver la toux dans le premier cas, la douleur et l'inflammation qui se manifestent **dans** l'autre cas? A quelle cause attribuerez - vous les mouvements non interrompus des paupières et l'irritation évidente des organes affectés? Votre bon sens vous fera sans doute rapporter les symptômes ci-dessus indiqués aux efforts des parties vivantes qui cherchent à se débarrasser des corps hétérogènes introduits au milieu d'elles.

Ainsi vous connaîtrez quelle est la manière d'agir des corps hétérogènes, en comparant les phénomènes qu'on voit arriver dans les yeux et dans les voies aériennes à ceux qui se manifestent pendant l'administration des purgatifs, des drastiques et des émétiques dans les membranes gastro-entériques. Vous apprendrez que tous les remèdes évacuants qu'on peut introduire dans l'estomac des animaux leur deviennent de même hétérogènes, et qu'ils doivent être chassés par les efforts de la vitalité, comme la poussière est chassée de l'œil par les efforts de la conjonctive, comme les brins d'aliments sont chassés de la trachée-artère par les efforts de la toux.

Quoique les médicaments hétérogènes ne soient

nullement susceptibles d'être introduits dans les
parties vivantes des animaux, les purgatifs, mis
en contact avec le conduit gastro-entérique des
individus, peuvent attirer dans les membranes
qui le composent les forces de la périphérie; pendant leur action, la vitalité qui est répandue dans
les organes et dans la symphite externe de la peau
peut être également attirée dans les intestins par
la continuation des stimulus, et apporter aussi des
changements favorables dans la vitalité des individus malades.

Quant à l'action des vomitifs, vous observerez
qu'il existe entre ces deux espèces d'évacuants
(vomitifs et purgatifs) une différence très connue.
Dans l'action des vomitifs, les membranes de l'estomac ont plus de tendance à expulser les matières
hétérogènes qui les surchargent par la voie supérieure de l'œsophage que par la voie inférieure des
intestins; pendant l'action des purgatifs, les mêmes
membranes ont plus de tendance à les expulser
par les voies inférieures avec les déjections alvines. Résumant ce que nous avons dit des effets
des évacuants et des avantages qu'on peut obtenir
des forts purgatifs, nous dirons que leurs bienfaits
dépendent toujours de l'irritation et des stimulus
plus ou moins forts qu'il sfont ressentir aux parties
du conduit gastro-entérique des individus malades, et non de prétendues matières fécales mal-

faisantes qu'ils peuvent faire évacuer. Ainsi le remède tant préconisé de M. Leroy n'agit sur les membranes gastro-entériques qu'en y produisant les effets qui accompagnent ordinairement l'administration d'un corps hétérogène quelconque; ces mêmes effets, étant prolongés pendant un temps. assez long, peuvent attirer le concours de la vitalité vers le centre; enfin, l'action soutenue de ce purgatif sur l'estomac et sur la symphite des membranes internes peut influer sur la machine animale, dans des circonstances favorables, jusqu'au point de faciliter la guérison de certaines maladies chroniques. Le concours soutenu de la vitalité dans les membranes des intestins et la continuation des médicaments drastiques peuvent apporter, dans quelques cas, des effets avantageux: peuvent guérir, par exemple, des douleurs, des affections chroniques de la symphite cutanée; mais les dangers auxquels sont sujets ceux qui en font usage et les maux que ce procédé peut attirer dans leur organisme sont encore plus redoutables, parce que ces maux sont des hémorrhagies dangereuses, des douleurs intestinales, qui entraînent parfois la mort.

Vous admettrez dans la dernière classe des médicaments méso-hétérogènes les substances qui, étant introduites au milieu des parties vivantes des animaux, au lieu d'y produire des effets momentanés, les prolongent jusqu'à ce qu'elles soient devenues homogènes. Pour vous donner à cet égard quelque exemple, je vous indiquerai comme des substances qui peuvent rentrer dans ce nombre le muriate de baryte, la digitale pourprée, la ciguë, le gayac, le soufre, l'oxide d'antimoine hydro-sulfuré et les sels mercuriels.

Je vous ai fait remarquer ailleurs que nous sommes forcés d'admettre autour de l'économie animale une expansion de vitalité égale à celle de notre homme de charbon, c'est-à-dire l'existence chez les animaux d'une portion déliée de ce principe de vie, qu'on peut comparer à une atmosphère, et que cette expansion est plus active dans les parties pleines de vie que dans celles privées de force. Vous connaîtrez maintenant qu'il y a des minéraux qui peuvent agir sur cette expansion cutanée des animaux au moyen de leur principe actif médicamenteux, de manière à leur faire subir de notables changements. D'après les faits observés, on serait tenté d'admettre dans ces minéraux l'existence d'une autre atmosphère expansive égale à celle des animaux : l'action que manifestent sur la vitalité animale l'aimant, le galvanisme et l'électricité ne laisse sur cela aucun doute, parce que si on approche le doigt de l'extrémité métallique de l'appareil chargé d'électricité, on sent constamment sur la peau la sensation d'un vent semblable à celui que produirait un rayon de feu. Si on applique l'extrémité de l'arc animal de la pile de Volta sur la langue, cette application porte constamment dans la même partie une sensation amère, métallique, insupportable; et lorsqu'on fait l'application du galvanisme à la matière animale, cet agent fait sentir ses effets, non seulement sur la contractilité des grenouilles et des animaux morts, mais encore sur les animaux vifs, en excitant leurs sens et leurs fonctions intellectuelles, quoique les faits dans lesquels on cherche à constater si l'aimant mis en contact de la matière animale affectée par des douleurs est susceptible ou non de porter un soulagement réel, soient encore douteux.

Je vous ferais voir néanmoins qu'on peut tirer de tous ces faits plusieurs vérités fondamentales : de là on peut établir que le fluide électrique a de l'affinité avec la vitalité qui occupe la pulpe nerveuse, comme il en a avec les métaux reconnus être ses conducteurs. Si l'application de l'électricité ne porte pas constamment des changements évidents dans les maladies nerveuses, si l'application du galvanisme ne produit pas toujours une action réelle sur toutes les parties des animaux, cela dépend plus de la disposition particulière de la matière animale que de l'insuffisance du remède. Il y a, en effet, dans l'espèce humaine beaucoup d'individus qu'on peut distinguer facilement des autres par leur extrême sensibilité, et d'autres dont la machine animale est tellement susceptible de suivre les changements de l'atmosphère qu'elle peut être comparée aux baromètres.

On trouve la source des différentes anomalies du principe de vie, en considérant que la vitalité qui pénètre les individus nerveux est plus mobile, plus déliée et plus concentrée dans le système nerveux que dans la symphite des muscles; voilà pourquoi elle est plus susceptible de sentir les effets des agents les plus légers, ceux, par exemple, de l'humidité et de la sécheresse de l'atmosphère, ceux de l'électricité et du magnétisme.

Pour ce qui regarde la manière d'agir des médicaments sur les parties vivantes des animaux, je ne crois pas nécessaire de vous faire observer que l'effet que l'on désire obtenir de tel remède ne dépend point de sa qualité, mais bien des circonstances dans lesquelles se trouve le malade lorsqu'on l'administre, c'est-à-dire de son âge, de son degré de force, du cours de la maladie, de la dose du remède, de la manière de le préparer et de son degré de concentration. Je ne vous crois pas dénué d'entendement, au point de suivre de bonne foi l'usage des médecins qui sont encore attachés à la polypharmacie, et qui croient qu'une ordonnance n'est bien faite que lorsqu'elle est composée de cinq ou six substances médicamenteuses. Au temps

d'Hippocrate, on employait rarement des médicaments composés, et on n'avait pas eu l'idée de
présenter aux malades ces sortes d'assemblages
informes, dont on peut difficilement calculer les
propriétés. Je crois, au contraire, que vous penserez avec tant d'autres que la multiplicité des
substances médicamenteuses, à l'exception d'un
petit nombre de cas dans lesquels de l'union de
deux ou trois substances il peut résulter un com-
posé doué de propriétés diverses, est plus nuisible
qu'avantageuse dans le traitement des maladies.

Dans la seule vue de vous faire connaître quelle
est la nécessité d'apprécier les changements qui
arrivent dans la marche des maladies et les inconvénients qui dérivent de la prévention dangereuse de les attribuer indistinctement aux effets
des remèdes, je vous donnerai la relation d'un cas
pratique que j'ai observé naguère dans notre ville,
qui non seulement pourra vous être utile pour
les lumières particulières à notre système que vous
pourrez y puiser, mais qui encore pourra servir
d'instruction aux médecins qui s'occupent d'une
manière particulière à soulager les malheureux
affectés de la maladie vénérienne.

Madame N. N***, jeune et nouvelle épouse, eut
le malheur d'être atteinte de cette maladie, qui se
manifesta par les symptômes les plus affligeants;
et ceux - ci , pour comble de disgace et malgré

l'altération apparente de sa santé, dëmeurèrent quelque temps inconnus. L'affection syphilitique fut enfin caractérisée et traitée tour à tour par plusieurs praticiens recommandables, qui employèrent pendant le cours de deux ans tous les secours de l'art, et réunirent tous les moyens qui étaient en leur pouvoir pour arrêter les progrès de la maladie; mais les médicaments dont on faisait usage, ou étaient nuls dans leurs effets, ou leur administration se trouvait contrariée par des accidents qui survenaient, de sorte qu'on était dans la persuasion d'avoir épuisé tous les secours de l'art et d'avoir employé tous les moyens qui sont entre les mains des médecins. Cependant la marche progressive des symptômes indiquait que le virus syphilitique continuait à faire des progrès chez la malade, parce que, malgré les soins prodigués, son état était pitoyable. Je vis en effet, lorsque je fus appelé auprès de cette jeune femme dans ma première visite, qu'elle était tourmentée par des douleurs nocturnes ostéocopes et par la perte totale du sommeil; qu'elle avait une ulcère très étendue sur l'os coronal gauche, duquel se séparèrent dans la suite deux gros morceaux en état de nécrose; qu'elle avait deux autres ulcères non moins étendues dans la partie moyenne des deux jambes, et qu'elle en avait une autre sur le bras droit: j'observais encore plusieurs périostoses dans les

autres parties du corps. On m'apprit que le virus,
après avoir séjourné quelque temps dans la gorge,
avait quitté cette place en laissant un dérangement
dans le voile du palais. En outre, les dents de la
malade étaient chancelantes, et un écoulement
sanieux par le nez et par les alvéoles faisait soup-
çonner une affection morbifique de la membrane
qui tapisse le sinus frontal du côté droit. Elle était
dans un état de maigreur extrême, d'une sensibilité grande et d'un appétit dépravé. On me demanda
avec empressement si on pouvait trouver quelque
moyen ou quelque remède capable de la conserver
à la vie. Je m'étais déjà aperçu, en réfléchissant
un peu sur la gravité et sur l'intensité du mal, que
le moindre délai devait entraîner la malade dans
la fièvre de consomption irrémédiable, qui est le
terme ordinaire de ces sortes de maladies. Des
indices me firent penser que peut-être les praticiens respectables qui avaient traité la malade
n'avaient pas prêté toute l'attention nécessaire
pendant l'administration des remèdes, et n'avaient
pas saisi le point important pour les approprier
au degré de force et à la sensibilité individuelle,
et que cette négligence, dans les premiers essais,
avait fait échouer plusieurs de ces remèdes. Ainsi
j'entrepris de changer le mode, le temps, la dose
et la préparation des médicaments dans la cure
ultérieure que je me proposais d'entreprendre,

espérant d'obtenir par ce moyen tous les avantages possibles. Je ne fus pas trompé dans mon attente. Mes premiers essais ne portèrent aucun désordre redoutable dans l'économie animale; la diminution des symptômes me fit voir que les progrès du virus étaient arrêtés. Le traitement convenable fut continué, jusqu'à ce que je fus convaincu par des preuves suffisantes que le virus était complétement éteint chez la malade. Mais savez-vous ce que j'ai vu arriver dans la marche de la maladie? J'ai observé que, nonobstant le traitement non interrompu et malgré la diminution sensible des autres symptômes, les plaies étaient toujours ouvertes; que surtout celle de la jambe gauche, tantôt diminuait jusqu'à disparaître, tantôt se renouvelait; d'ailleurs les chairs des plaies et leur apparence ne permettaient pas de les ranger parmi les ulcères qui sont causées, dans certains cas, par l'abus des frictions mercurielles ou par l'atonie. Savez-vous ce que je me suis décidé à faire dans cet état de choses? Je fis cesser toutes sortes de remèdes, et je me contentai d'observer attentivement tous les changements que je voyais arriver dans le cours de la maladie : voici les principaux qui s'opérèrent. D'abord la malade, quelques jours après avoir suspendu les remèdes, paraissait reprendre ses forces et son premier appétit : je fus étonné de voir que les plumaceaux qui servaient au pansement des plaies, au lieu d'être imbus de pus comme à l'ordinaire, étaient chargés d'une substance qui était parfaitement semblable à l'onguent mercuriel. On pouvait reconnaître dans cette substance la couleur et la consistance de cet onguent. Je fus non moins surpris d'y apercevoir sans loupe des globules de mercure en état métallique et des stries de ce métal égales à l'amalgame dont on fait usage dans les miroirs : la malade même me faisait remarquer que les plaies rendaient tantôt du pus de bonne qualité, tantôt de cette substance. Dans la suite, la matière noire devint plus copieuse, et son écoulement se continua jusqu'à ce que les plaies fussent totalement cicatrisées.

Si vous faites l'application de ce fait à notre système, vous connaîtrez que l'écoulement de la matière noire fut l'effet des mouvements favorables excités par la vitalité, ou l'effet de la seconde loi qui oblige le principe de vie à faire tous ses efforts pour se débarrasser des matières hétérogènes introduites au milieu des parties vivantes. Mais retournons à notre sujet, et tâchons d'examiner la nécessité qu'il y a de distinguer les effets des médicaments des changements qui arrivent dans le cours de la maladie.

Je suppose que quelque adroit guérisseur, dans le temps que j'étais dans l'inaction, se fût présenté à la malade et l'eût déterminée à prendre encore des composés pharmaceutiques; avec quelle facilité n'aurait-il pas pu faire croire dans la suite aux personnes peu éclairées que l'expulsion de l'onguent et l'entier rétablissement de la malade étaient l'effet des derniers soins prodigués? Cependant la malade et les assistants ont observé que son rétablissement, au point de devenir enceinte et d'accoucher de deux enfants, est arrivé dans le temps où toute sorte de remèdes avait été éloignée. Mais ce qui surprendra les personnes qui connaissent l'art de guérir, c'est que, dans le dernier traitement que je fus obligé d'entreprendre, je n'ai point fait usage d'onctions ni d'onguent mercuriel, et que deux ans s'étaient écoulés depuis les dernières onctions; ce qui porte à croire que l'onguent mercuriel a été stationnaire dans la matière animale de la malade pendant plus de deux années. Je sais qu'on a trouvé dans les os des individus soumis aux onctions mercurielles des globules de mercure en état métallique; je sais également qu'on a voulu induire de ces observations que l'oxide de mercure noir employé dans l'onguent mercuriel changeait de nature lorsqu'il était introduit dans les parties vivantes des animaux, et qu'il se dépouillait de son oxigène pour retourner dans l'état primitif; mais je ne connais point d'observations capables de constater que l'onguent soit resté si long-temps caché dans les

parties vivantes des individus, et qu'il ait été ex-
pulsé sous la forme d'amalgame.

Vous avez travaillé du commencement à faire
l'homme de charbon sur l'exemple du Dieu créateur; après lui avoir communiqué la vitalité, vous
avez essayé sur lui quels sont les effets des poisons,
des virus et des médicaments. Vous avez examiné
la manière avec laquelle il peut se reproduire, et
comme il peut se consumer jusqu'à devenir cendre
et poussière : ce que vous avez comparé à la mort.
Maintenant, si vous voulez vous rendre encore
plus recommandable à la société, vous pouvez
former votre homme dans un tableau ou le désigner
sur une carte, de manière à pouvoir noter régulièrement, dans une colonne à côté, tous les changements qui peuvent arriver dans l'équilibre de sa
vitalité. Vous pouvez le porter chez les malades
s'ils le désirent et, dans chaque visite, vous pouvez mettre d'un autre côté tous les soins et les
moyens que vous avez employés pour remédier à
son équilibre perdu; de cette manière vous aurez
l'avantage de faire connaître à tout le monde votre
manière d'agir dans la cure des maladies, et les
malades auront le moyen de connaître que, s'ils
n'ont pu être guéris ni soulagés de leurs maux, ce
n'est pas votre faute, mais que cela provient de
ce que, dans leur organisme, le défaut de vitalité
était insurmontable.

Si vous donnez quelque publicité aux présentes instructions, surtout si vous avez l'imprudence de les communiquer aux personnes qui ont pour coutume de juger avec mépris tout ce qui a l'apparence de nouveauté dans le monde et dans les sciences, on vous répétera souvent aux oreilles que ce ne sont que des rêves, des inventions et des jeux de fantaisie inconcevables. Mais, sachant d'autre part que vous êtes doué de tout le discernement nécessaire pour connaître les bonnes et les mauvaises insinuations, je pense que ces propos, au lieu de vous détourner, contribueront plutôt à vous rendre de plus en plus jaloux d'acquérir le titre de réformateur de la médecine, et que vous resterez attaché aux avertissements que je viens de vous donner. On vous objectera surtout que si vous admettez que la vitalité qui pénètre la matière animale de tous les individus est capable de subir des altérations et susceptible d'être divisée, l'ame le sera aussi et ne sera plus immortelle, inaltérable, comme nous l'avons dit au commencement. Vous répondrez à cela que l'ame a son siége dans l'ensemble de la vitalité qui occupe l'individu, et que de la même manière qu'en coupant un membre vous ne lui retranchez pas un morceau d'ame, de même une partie de vitalité peut subir des altérations et se séparer en portions plus petites sans porter atteinte à l'ame, parce qu'elle est dans son ensemble. Je sais que la critique et la jalousie s'opposeront à tous vos succès, et que vous serez contrarié dans toutes vos entreprises; mais vous devez savoir que le vrai mérite et les talents distingués sont toujours appréciés avec le temps, lorsqu'ils sont connus par les hommes raisonnables. Ainsi vous penserez que, quoiqu'on ne puisse démontrer avec une évidence mathématique la vérité de toutes les opérations que le principe de vie peut effectuer dans la matière animale, nous devons voir dans l'opération que le divin créateur, dès les premiers jours de la création, a exécutée dans le paradis terrestre, une trace que les mortels doivent suivre pas à pas pour les conduire à l'explication des phénomènes qui s'effectuent chez les êtres organisés, sur laquelle, par conséquent, nous devons baser toutes les connaissances de la médecine. En effet, ce n'est qu'en parcourant cette marche que vous parviendrez à vous convaincre d'être désormais arrivé à connaître qu'elle est la véritable antroposophie.

FIN.